JN003029

裁判例から学ぶ

看護ケアと看護記録

看護師から弁護士になった私が
もっと早く知っておきたかったこと

友納理緒 著

医歯薬出版株式会社

This book is originally published in Japanese
under the title of :

SAIBANREI KARA MANABU
KANGO-CARE TO KANGOKIROKU
— KANGOSHI KARA BENGOSHI NI NATTA WATASHI GA
MOTTO HAYAKU SHITTEOKITAKATTAKOTO
(Nursing Care and Records
—Learning through judicial precedents)

TOMONOH Rio
Attorney at Law/Nurse/Public Health Nurse
Doi Law Office

ISHIYAKU PUBLISHERS, INC.
7-10, Honkomagome 1 chome, Bunkyo-ku, Tokyo
113-8612, Japan

はじめに

看護学生の頃，私には，将来看護師として働くことへの期待と，一抹の不安がありました．それは，「医療事故を起こしてしまったらどうしよう」というものでした．時は，1999（平成 11）年から 2000（平成 12）年頃，比較的大きな医療事故が続けざまに起きていた時代でした．世間では，医療への不信感も高まり，医療訴訟の件数も増えていきました．

しかしながら，世の中がどのような状況にあろうと，臨床現場には，患者さんの健康維持・回復を目指して忙しく働く看護職がいます．医療事故への漠然とした不安を抱えながらも，日々，目の前の患者さんのために全力を尽くし働いています．私は，そのような看護職の姿を目の当たりにして，仮に，医療事故が発生し，その責任が看護師に問われるようなことがあった時に，「最後まで看護師に寄り添う存在になりたい」と思い，弁護士を志しました．

そして弁護士になり，臨床現場で起きるさまざまな法律問題について取り組んでいますが，そのなかで，自身が看護師だった時に知っておけばよかったと思うことが多々あります．

たとえば，医療事故が発生したからといって必ずしも医療者に法的責任が発生するわけではないことや，裁判において看護記録がとても重視されていることなどです．

そこで，本書では，看護職の皆さんが抱える医療事故や紛争などへの漠然とした不安を法的観点から解消することを目的として，医療事故発生時の看護職の法的責任やその内容，紛争の場面における看護記録の重要性などについてお伝えしていきたいと思います．また，それらの知識を前提に，裁判例をもとにした事例を検討し，適切な看護ケア・看護記録について考えていきます．

2021（令和 3）年の現在，私たちは新型コロナウイルス感染症の蔓延により，今まで経験したことのない事態に直面しています．このような中で，看護職をはじめとする医療者は，日々刻々と変化する状況に対処しながら，前例がないことにも対応し続けなければなりません．

もっとも，このような有事においても，看護師の基本的な注意義務の内容は変わりません．今ある状況を前提として，適切に危険な結果の発生を予測し，その結果の発生を回避することが重要だと考えています（この考え方については，第 1 章で解説します）．

過酷な状況の中でも，真摯に職責を果たし，大切な命を守ってくださっている皆さまに心からの敬意と感謝を表するとともに，本書が少しでも皆さまのお役に立つものになることを祈っています．

最後になりましたが，本書の果たすべき役割を評価し，根気強く発行に向けて尽力をしてくださった医歯薬出版編集部に心から感謝申し上げます．

友納 理緒

CONTENTS

もっと詳しく

Column

装丁・本文デザイン／株式会社 サンビジネス　　イラスト／ホンマヨウヘイ

本書掲載の裁判例について

すべての事例は，実際の裁判例をもとに作成していますが，理解していただきやすいように編集をしています．裁判所の判断内容についても，内容が変わらない範囲で読みやすさを考慮し，用語の統一や強調（下線・太字・色文字への変更など）をしていますので，原文とは異なります．原文をお読みになりたい方は，各事例の末尾に記載した出典をご確認ください．
なお，判決文などの引用箇所において，現在では使用されていない名称や用語，疾患名などが含まれている場合がありますが，それらは一部を除いて原文のままとしています．

最高裁判所の判決を「**判例**」といい，**地方裁判所**（「第一審」といわれることもあります）と**高等裁判所**（「第二審」「控訴審」といわれることもあります）の判決を「**裁判例**」といいますが，本書では読みやすさを考慮し，それらを総称し，すべて「裁判例」と表記しています．

裁判例の拘束力には程度の差があり，最高裁判所の判決は，その後の判断の基準となるような先例的価値を有し，拘束力が強いものです．もっとも，地方裁判所や高等裁判所の判決も，一種の先例としてある程度の事実上の拘束力をもつといわれています．

医療訴訟の裁判例には地方裁判所の判決が多く（第一審判決後，和解などで終わることも多いため），そこで示される裁判所の考え方は，適切な看護ケアや看護記録という視点から，大変参考になります．

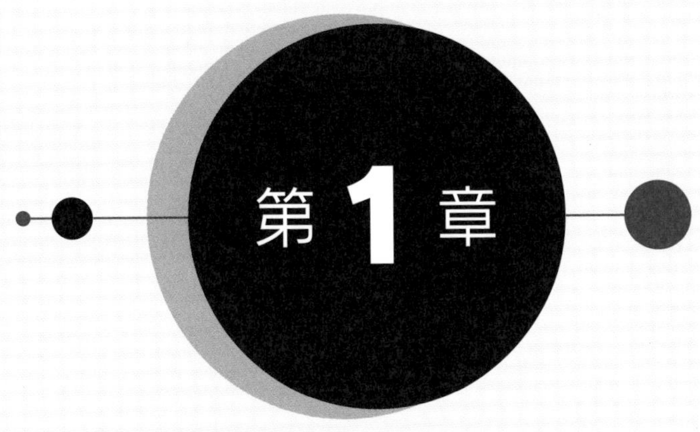

第1章

看護師として知っておきたい法的知識

現在，医療現場ではさまざまな医療安全対策がなされています．しかしながら，医療や看護は人が行うものである以上，事故をゼロにすることはできません．皆さんのなかにも，「医療事故を起こしてしまったらどうしよう」，「医療事故にかかわってしまったらどうしよう」という漠然とした不安のなかで働いている方もいらっしゃるのではないでしょうか．

皆さんにまずお伝えしたいことは，看護師は医療機関で発生した事故すべてに対して責任を負うものではないということです．看護師に故意または過失があり，その違法な行為によって損害が発生したといえる場合にだけ責任を負うのです．このように私たち看護師が「どのような場合に，どのような法的責任を負う可能性があるか」など**看護業務にかかわる法的知識**をもっていれば，漠然とした不安が解消し，日頃の業務のなかで何に気をつければよいかがおのずと見えてきます．

そこで本章では，看護師として知っておきたい法的知識のポイントを紹介します．

1 もし医療事故が発生したら
－看護師が負う可能性がある法的責任

医療事故が発生した時，看護師はどのような法的責任を負う可能性があるのでしょうか．民事責任と刑事責任の違いなど，普段あまり意識をすることがないかもしれませんが，それぞれまったく異なるものですので，違いにも着目しながらみていきましょう．

本題に入る前に，医療安全関連の基本的な用語について整理します（**表 1-1**）．日頃よく耳にする用語だと思いますが，それぞれの意味を正しく理解しておきましょう．

表 1-1　医療安全関連の基本的な用語

医療事故	医療にかかわる場所で医療の全過程において発生する人身事故一切を含み，医療従事者が被害者である場合や廊下で転倒した場合なども含む[1)]
医療過誤	医療事故発生の原因に，医療機関・医療従事者の過失があるものを指す[1)]．医療者の法的責任が問題になるのはおもにこの医療過誤である
医療紛争	医療事故に対し，患者さんが不満を訴え，医療者との間で争いに発展したもの
インシデント	日常診療の場で，誤った医療行為などが患者さんに実施される前に発見されたもの，あるいは，誤った医療行為などが実施されたが，結果として患者さんに影響を及ぼすに至らなかったもの[1)]．「ヒヤリ・ハット」と同義である
アクシデント	通常，医療事故と同じ意味で用いられる
医療安全	医療や診療の過程で，患者さんに事故による被害・傷害がないこと

「医療事故＝法的責任の発生」ではない

それでは，どのような場合に看護師が法的な責任を問われるのかを確認していきましょう．看護業務の一つである**「療養上の世話」**では，患者さんに褥瘡ができた場合や，誤飲・誤嚥，転倒・転落，身体抑制，入浴中の事故などにおいて責任が問われることがあります．**「診療の補助」**については，注射の事故，誤った薬の投与や医師の指示とは異なる補助行為による事故などがあります．

ここで重要な点は，このような事故が起きたとしても，必ずしも看護師に法的責任が発生するわけではないということです．法的責任が発生するのは，看護師に故意または**過失**があり，その行為によって（これを**因果関係**といいます），**損害**が発生したといえる場合です．看護師として適切に注意義務を果たしていた場合や，看護師の行為とは何ら関係のないことから生じた結果について責任を負うことはありません．

医療事故が発生し，その過程に自身がかかわっていると，漠然と「何か責任を負わなければならないのではないか」と不安になってしまう方も多いと思いますが，「医療事故＝法的責任の発生」ではないことを知っておきましょう．

看護師が負う可能性がある3つの法的責任

看護師が負う可能性がある法的な責任は，おもに次の3つです．

①民事責任　②刑事責任　③行政処分（戒告，業務停止，免許取消）

医療裁判などで争っているのは，多くの場合，民事責任，刑事責任のいずれかです．まれに行政処分の取消などを求める裁判もありますが，件数としてはごくわずかです．

これらの法的責任のうち，民事責任は**患者さんから**責任を追及されるものであるのに対し，刑事責任は**国家から**追及されるものです．民事責任と刑事責任の違いを**表1-2**にまとめます．

表1-2　民事責任と刑事責任の違い

	民事責任	刑事責任
根拠となる法律	民法，民事訴訟法	刑法，刑事訴訟法
裁判所に訴えるかを決める者	患者・家族（被害者）	検察官（国家の代表として）
責任を負う者	看護師と医療機関（雇用主）など	看護師本人（個人）
責任の内容	金銭賠償が基本（「○○円支払え」など）	刑罰（罰金・懲役・禁錮など）

民事責任

1　民事責任とは？

民事責任とは，事故にかかわる者同士の責任をいいます．つまり，患者さんが直接，医療機関や医師・看護師などの責任を追及するものです．

どのように責任を追及するのかというと，基本的には「○○円支払え」という形で，患者さんが医療機関や医師，看護師に対してお金を請求することになります（損害賠償請求）．これは**民事責任の目的**が，被害者が加害者に対してお金を請求することによって，自分の損害の埋め合わせをすることにあるからです（損害賠償責任の追及）．このように民事責任は，決して相手を処罰することを目的としていませんので，看護師に「お金はいらないから，仕事を辞めろ」などと言うことはできません．

2　医療機関や看護師はどのような場合に民事責任を負うの？

では，どのような場合に医療機関や看護師は民事責任（損害賠償責任）を負うのでしょうか．前述したとおり，看護師に故意または**過失**があり，その行為によって（**因果関係**），**損害**が発生したといえる場合に責任を負うことになります（「過失」については後述）.

たとえば，看護師が監視義務を怠り，不穏状態にあった患者さんがベッドから転落して骨折した場合，骨折の治療費や入院費，痛い思いをした精神的苦痛（慰謝料）に対して賠償金を支払うことがあります.

3 民事責任を負うのは看護師個人？ それとも医療機関？

これは看護師個人も医療機関も負う可能性があります．民事責任は「当事者間の責任」であるため，看護師だけでなく，患者さんと診療契約を結んでいる医療機関も「当事者」に含まれるのです．看護師を雇用する者としての責任もあります．件数としても，医療機関に対する裁判のほうが断然多いのが現状です（➡**もっと詳しく①**）.

債務不履行責任と不法行為責任

法的責任を追及するためには，必ず根拠となる条文があります．患者さん側が，医療事故発生時に損害賠償責任を追及する根拠となる条文は，①債務不履行責任（民法 415 条 1 項）と②不法行為責任（民法 709 条）の 2 つです．この 2 つのどちらを根拠とするかは，患者さん側の選択に委ねられます．どちらか 1 つを選択してもよいですし，両方を根拠としてもよいといわれています.

①債務不履行責任（民法 415 条 1 項）

債務不履行責任は，契約関係にある当事者が相手方に対して負う責任です．患者さんと診療契約を締結しているのは医療機関ですので，この債務不履行責任を追及されるのは，看護師個人ではなく，医療機関ということになります.

②不法行為責任（民法 709 条）

不法行為責任は，契約関係の有無を問わず，一定の民法上の要件を満たした場合に，加害者などが被害者に対して負う責任です．この責任は，契約関係の有無を問いませんので，患者さんが直接看護師個人に対して追及することができます.

もっとも，使用者（医療機関）が被用者（看護師）の活動によって利益をあげる関係にあることなどに着目し，損害の公平な分担という見地から，選任および監督について相当の注意をした時などを除き，使用者も被用者と連帯して責任を負うとされています．これを使用者責任といいます．なお，使用者が被用者の代わりに賠償金を支払った場合には，その後使用者は被用者に対して，その負担割合に応じて支払いを求めることができ，これを求償といいます.

よって，不法行為に基づく損害賠償請求は，看護師個人に対してなされることもありますし，医療機関に対してなされることもあります.

4 民事事件の解決までの流れ

医療者の民事責任が問われる「民事事件」の解決までのおおまかな流れは以下のとおりです.

1）患者さんからの相談

医療事故が発生すると，まず医療者や院内の相談窓口に，患者さんやそのご家族から相談がなされます．医療事故発生後の患者さんやご家族への対応は，事故後の初期対応としてもっとも重要です．医療事故に直面した患者さんやご家族は，「何があったかを知りたい」「真実を知りたい」とい

表 1-3　患者さんやご家族への説明時のポイント

説明のタイミング	事故に関係した医療者間で必ず事実を確認したうえで，できるかぎり速やかに行う
対応者	患者さんやご家族へ説明をする際は，医師・看護師など複数人で行う．早期から医療安全担当者が関与し，一貫した対応を心がける
説明内容	事実関係をすべて正確に伝える．ミスが明らかな場合には，ミスを認めて謝罪をする．ミスが明らかでない場合は，そのことを伝え，今後検証を行い説明する機会をもつことを伝える．その際は，必ず「○月×日までに説明します」と具体的な期限を伝える（➡**もっと詳しく②**）
説明の際の注意点	推測でものを伝えたり，ミスを認めたりしない．検証結果により，後々立場を変えざるをえなくなる可能性があり，解決をより困難にする．すぐに回答することが困難な質問がなされた場合には一度持ち帰り，確認したうえで後日回答する

う思いをもっているといわれています．そのため，診療経過などの説明は「患者さんやご家族の求めに応じて」ではなく，「できるかぎり速やかに」行いましょう（**表 1-3**）．

期限を伝えることの重要性

医療事故発生時の初期対応として，診療経過などについてできるかぎり早い段階で患者さんやご家族に説明することが重要です．仮に，原因究明などに時間を要する場合には，「○月×日までに説明します」と具体的な期限を伝えましょう．

なぜ期限を伝えることが重要なのでしょうか．患者さんやご家族は医療の知識はありませんので，何が起こったかを知るためには医療者からの説明を待つしかありません．そのようななかで，期限が定められないまま説明の機会が先延ばしにされると，患者さんやご家族の心は落ち着かず，ときには「説明がなされないのは，何か隠さなければいけないことがあるからではないか」といった医療機関に対する不信感につながります．この不信感は，その後の紛争の解決をとても困難にします．なぜなら，医療者がその後にいくら正しい説明や対応をしても，「嘘をついているのではないか」など疑いをもってみられてしまうことがあるからです．

期限を定めておけば，患者さんはその日まで待てばよいという目途がつき，不信感につながることは減るでしょう．皆さんがもし事故後の対応を行うこととなった場合には気をつけましょう．

2）診療情報開示の手続き

医療事故が発生すると，上記 1）の相談と同時期に，患者さんが医療機関に対し，診療情報の開示を求めることが多いでしょう．診療情報とは，診療の過程で患者さんの身体状況，病状，治療などについて医療従事者が知り得た情報をいいます[2)]．これらの情報は診療記録（**表 1-4**）に記載さ

表 1-4　診療記録

- 診療録
- 処方せん
- 手術記録
- 看護記録
- 検査所見記録
- エックス線写真
- 紹介状
- 退院した患者に係る入院期間中の診療経過の要約
- その他の診療の過程で患者さんの身体状況，病状，治療などについて作成，記録または保存された書類，画像などの記録

れることになりますので，実際に患者さんに開示されるのはこの診療記録ということになります．患者さんやご家族から診療情報開示を求められたら，適切に応じましょう（➡もっと詳しく③）．

しかし，日頃あまり開示請求などがなされず，手続きに慣れていない医療機関も多いことと思います．そのような医療機関が突然患者さんから診療情報開示を求められると，慣れない手続きに時間を要し，そのことが患者さんの不満や不信感につながってしまうことがあります．開示請求がなされた場合にスムーズに対応できるよう，日頃からシミュレーションを行っておくとよいでしょう．

診療情報の開示に関する改正個人情報保護法上の注意点

個人情報の保護に関する法律は，2015（平成 27）年に改正法が成立し，2017（平成 29）年に全面施行されました．この改正個人情報保護法には，診療情報の開示に関連していくつか重要な規定が設けられました．そこで，医療機関として注意すべき点を２点ご紹介します．

- **患者さんから開示を求められたら，適切に開示を行いましょう**

  改正法では，患者さんが医療機関（個人情報取扱事業者）に対して診療情報の開示を求めることが，患者さんの裁判上の権利であることが明確に規定されました（同法 28 条１項）．これにより，患者さんが医療機関に対して，開示を求めて裁判上の訴えを提起できることが明確になったのです．もっとも，患者さんは，訴え提起前に，必ず医療機関に対し，あらかじめ裁判外の請求を行うことが求められていますので（同法 34 条１項），医療機関としては，裁判外の任意の請求に応じていれば，開示を求める裁判を起こされることはありません．

- **開示の手続きの方法を医療機関のホームページなどで公表しましょう**

  医療機関は，診療情報（保有個人データ[＊1]にあたるもの）について，その開示の手続きの方法などについて，本人の知り得る状態におかなければなりません（同法 27 条１項）．「本人の知り得る状態」とは，少なくとも院内への掲示をしたり，ホームページなどによりできるだけ明らかにするとともに，患者さんなどからの要望により書面を交付したり，問い合わせがあった場合に具体的内容について回答できる体制を確保することが必要です．

皆さんの働く医療機関では，このような対応がされているでしょうか．確認しておきましょう．

3）当事者間での話し合い

診療情報が患者さん側に開示されると，それをもとに患者さん側が検討をし，医療機関側に法的な責任があると考えた場合には，損害賠償を請求されることがあります．このような場合，基本的にはまず当事者間での話し合いが行われます．

この段階で，医療機関側の対応や説明に患者さんやご家族が納得すれば訴訟には発展せず，互いに合意書を交わし，「示談」で終了することになります．医療者側に過失があり，それによって新たに治療費がかかったり，後遺症が残ったりした場合には，その損害を賠償するため，医療機関側がお金を支払って示談が成立するということになります．

＊１：保有個人データとは，個人情報取扱事業者が開示，内容の訂正，追加又は削除，利用の停止，消去及び第三者への提供の停止（同法 28 ～ 30 条）を行うことのできる権限を有する個人データであり，６か月以上保管されるもの．

4）調停・ADR（裁判外紛争解決）

過失の有無や損害賠償の金額など，当事者間の話し合いで解決しない場合には，公正な第三者を関与させた手続きに進むことになります．この手続きには，裁判所を通した話し合いの手続きである調停やADR（alternative dispute resolution，裁判外紛争解決）があります．これらはあくまで当事者の合意によるものですので，患者さん側に申し立てられた調停などに応じるか否かは医療機関側の判断に任せられています．調停に応じなかった場合，あるいは応じても合意に至らなかった場合には，紛争が解決しないまま手続きが終了します．もっとも，調停やADRは，医療訴訟の場合には，必ず必要とされる手続きではないため〔離婚事件などの場合には，必ず裁判の前に調停を行うことが法律上求められています（調停前置主義）〕，この手続きを経ずに，次に示す民事裁判に進む場合が多いのが現状です．

5）裁判

裁判は，患者さんやご家族にとって「最後の砦」です．患者さんが「原告」となり，医療機関や医療者を「被告」として，損害賠償を請求する裁判を提起します．調停・ADRとは異なり，民事訴訟が提起され，その申し立ての内容に問題がないと判断された場合には，被告となる医療機関側はこの手続きに応じないと敗訴をしてしまいます．そのため，訴訟への準備は必須です．

裁判では，裁判所が証拠をもとに判断し，最終的に判決を言い渡します．なお，訴訟の途中に，裁判所から和解（話し合いによる解決）を勧められることもあります．裁判官の指揮のもと和解が成立すれば，判決には至らずに終了します．医療訴訟は，この和解で終了している事件が多いといわれています．

刑事責任

1 刑事責任とは？

刑事責任は，刑罰を負う責任です．民事責任のように患者さんやご家族からではなく，国を代表する検察官から罪を追及され，国から処罰される責任です．**刑事責任の目的**は，犯罪予防や再犯防止を図ることにあります．

2 医療機関や看護師はどのような場合に刑事責任を負うの？

事故を起こした看護師に成立しうる犯罪は,「業務上過失致死傷罪（刑法211条1項）」です．「業務上必要な注意を怠り，よって人を死傷させた者」，つまり，こちらも民事責任同様に**過失**によって人を傷つけたり死に至らしめたりした場合に責任を問われる可能性があるということです．有罪の場合には，5年以下の懲役・禁錮，または100万円以下の罰金が科されます．

業務上過失致死傷罪に問われるケースとしては，たとえば看護師が生理食塩水と消毒薬を間違えて静脈注射してしまい，患者さんが亡くなった場合などがあげられます．最近では，長野県の特別養護老人ホームで入所者の女性（当時85歳）がおやつのドーナツをのどに詰まらせて亡くなった事案で，准看護師が有罪（業務上過失致死傷罪，罰金20万円）となったニュースが大きく報道されました（長野地方裁判所松本支部　平成31年3月25日判決）．この裁判は控訴され，准看護師は無罪となりました（東京高等裁判所　令和2年7月28日判決）．

3 民事責任と刑事責任の両方を負うこともあるの？

民事責任と刑事責任はそもそも目的が異なり，違法の評価や立証の程度に差がありますので，両者で判断が異なることもありますが，両方の責任を負う場合もあります．

ただ，刑事責任は，人に前科がつき犯罪者になるという非常に重い責任ですので，それが問われる事例としては，誰にでもわかるような単純ミスによって患者さんの死亡など重大な結果が発生した場合などが多いです．

4 刑事事件の解決までの流れ

医療者の刑事責任が問われる「刑事事件」の解決までのおおまかな流れは以下のとおりです．

1）捜査の開始

刑事事件の始まりは，患者さんからの告訴，第三者からの告発，医師法21条による届出などです．これらをきっかけに警察が捜査を開始します．捜査とは，捜査機関において犯罪があると思料する時に，公訴の提起・遂行のため，犯人および証拠を発見，収集，保全する手続きです．

医療事件の多くは，医療者が逮捕・勾留されることなく，任意の取り調べを受ける形で捜査が進められますが（これを「在宅事件」といいます），罪を犯したと疑うに足る相当な理由があり（刑事訴訟法199条1項），逃亡のおそれや罪証隠滅のおそれがある場合には，身柄が拘束（逮捕）されることがあります．以下，おもに身柄が拘束される事例の流れを説明します．

2）検察官への送致

警察は，逮捕してから48時間以内に被疑者（今回の場合は看護師）の身柄を，事件書類と証拠物とともに検察官に送致しなければなりません（刑事訴訟法203条1項）．この時間内に送致しない場合には釈放する必要があります（刑事訴訟法203条5項）．これにより，事件処理の権限が警察から検察に移ります．

なお，在宅事件の場合も，事件書類と証拠物が検察官に送られます（刑事訴訟法246条）．これが一般に「書類送検」といわれる手続きです．皆さんもニュースなどで耳にしたことがあるかもしれません．

3）勾留

身柄の送致を受けた検察官が，さらに継続して身柄を拘束する必要があると考えた場合には，被疑者を受け取った時から24時間以内に裁判官に被疑者の勾留を請求しなければなりません（刑事訴訟法205条1項）．こちらも，この時間内に勾留が請求できない場合には釈放しなければならないとされています（刑事訴訟法205条4項）．裁判官が勾留請求を認めると，勾留が請求された日から10日間勾留されます（刑事訴訟法208条1項）．やむをえない場合には，検察官の請求によりさらに最長10日間延長される可能性があります（刑事訴訟法208条2項）．

以上のとおり，逮捕・勾留された場合には，短くても13日間，長くて23日間身柄を拘束される可能性があります．

4）検察官の起訴手続

起訴とは，検察官が裁判所に事件の審理を求めることをいいます．検察官は，警察から捜査を引き継ぎ，警察の捜査結果や自ら調べた内容をふまえ，起訴か不起訴かを決定します．

5）裁判

起訴された場合には裁判が始まります．刑事裁判では，裁判官が証拠に基づき，事故を起こしてしまった看護師を有罪とするか無罪とするかを判断することになります．有罪の場合には，5年以下の懲役・禁錮または100万円以下の罰金が科されることになります．

行政処分

1 看護師はどのような場合に行政処分を受けるの？

医療は，国民の生命・身体に影響を与えるものですので，一定の資質や条件などを備えている者にのみ，業として行うことが許されています（免許制）．そのため，看護師が罰金以上の刑に処せられた場合などには，その適格性が問題とされ，厚生労働大臣によって免許が取り消されたり，業務の停止が命じられたり，戒告されたりすることがあります（保健師助産師看護師法14条，**表1-5**）．看護師は保健師助産師看護師法9条（**表1-6**）に該当する場合に行政処分を受ける可能性があります．医療過誤を起こしてしまったような場合だけでなく，車の運転などで人身事故を起こして刑罰（罰金など）を負った場合にも**表1-6**の1に該当しますので，注意しましょう．

表1-5　保健師助産師看護師法14条

保健師，助産師若しくは看護師が第9条各号のいずれかに該当するに至つたとき，又は保健師，助産師若しくは看護師としての品位を損するような行為のあつたときは，厚生労働大臣は，次に掲げる処分をすることができる．

1. 戒告
2. 3年以内の業務の停止
3. 免許の取消し

表1-6　保健師助産師看護師法9条

1. 罰金以上の刑に処せられた者
2. 前号に該当する者を除くほか，保健師，助産師，看護師又は准看護師の業務に関し犯罪又は不正の行為があつた者
3. 心身の障害により保健師，助産師，看護師又は准看護師の業務を適正に行うことができない者として厚生労働省令で定めるもの
4. 麻薬，大麻又はあへんの中毒者

おわりに

看護師が負う可能性のある法的責任（民事責任，刑事責任，行政処分）や，どのような場合に責任が問われるのかについて解説しました．法的責任の概要や違いをおおまかにでも理解できていれば，過去の事例や皆さんの医療機関で発生した事例において，今何が問題になっているかを理解しやすくなるのではないでしょうか．

2 看護業務における「過失」（注意義務違反）とは？

前項で述べたとおり，皆さんに法的責任が発生するには，いくつかの要件を満たしていることが前提となります．その要件の一つに「過失」があります．繰り返しになりますが，皆さんの働く医療機関で医療事故が発生したとしても，皆さんに「過失」がなければ，法的責任を負うことにはなりません．

看護業務における「過失」

看護業務における過失とは，**看護師が負っている注意義務に違反すること**をいいます．では，皆さんはどのような注意義務を負っているのでしょうか．現在の一般的な見解では，次の２つの義務を負っているといわれています．

①危険な結果の発生を予見する義務（予見可能性を前提とする予見義務）

②危険な結果の発生を回避する義務（結果回避可能性を前提とする結果回避義務）

したがって，危険な結果の発生が予見できたのに，危険な結果の発生を回避する措置をとらなかった場合などに，過失があると判断されることになります．

例として，多発性脳梗塞のために入院中で，ふらつきがある高齢の患者Ａさんの場合を考えてみましょう．

Ａさんの転倒事故の発生は容易に予測できますから，特段の事情がないかぎり，看護師は上記の①の義務を負います．また，転倒事故の発生が予測される以上は，Ａさんが転倒しないように転倒防止対策をとる必要がありますので，看護師は②の義務も負います．

本事例で看護師に過失があるとされるのは，次のようなケースです．

- **適切なアセスメントを行わず，転倒事故を予測せず対策をとらなかった場合（①予見義務違反）**
- **転倒事故を予測したが，適切な転倒防止対策をとらなかった場合（②結果回避義務違反）**
- **転倒事故を予測し，転倒防止対策をとったが，その対策が不十分であった場合（②結果回避義務違反）**

反対に，次のようなケースでは過失はないと判断されます．

- **転倒事故を予測し，適切な転倒防止対策を行ったが，それでも転倒事故が発生してしまった場合**

看護師が①，②の義務を果たしたうえで起きた事故は防ぎようがありませんので，責任は負いません（**図 1-1**）．また，次に紹介する裁判例のように，そもそも危険な結果の発生が予測できない，つまり看護師が①の義務すら負わない場合もあります．

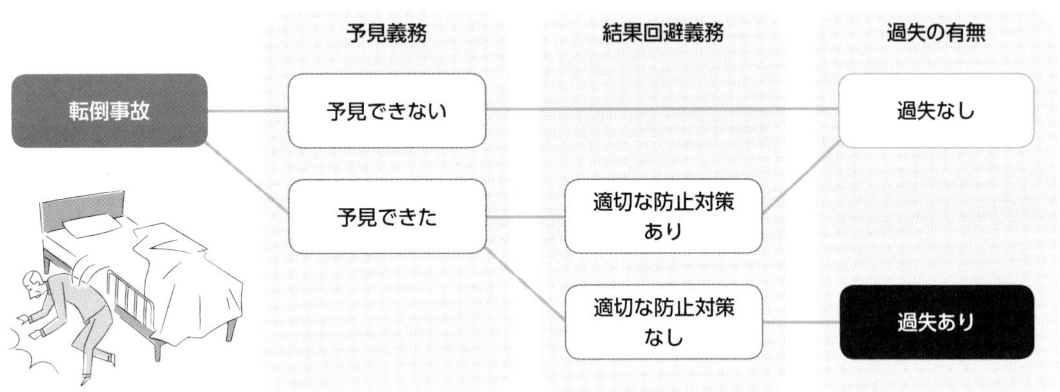

図 1-1　過失の判断のフローチャート

裁判例

入院加療中の患者が深夜にベッド脇で倒れ，脳出血により死亡した事例

慢性腎不全などの治療のため入院していた患者が，ある日の深夜 3 時頃，ベッド脇で倒れ，その後脳出血により亡くなった事案において，入院期間中の患者の状況（ベッド上で過ごすことが多く，ADL 低下気味．2 か月以上の入院中に夜中に目を覚まして歩いていたような様子もない．就寝時に睡眠剤を使用．転倒歴も 1 回．事故前日，昼に身体のだるさを訴え入浴を拒んでいた）などを理由に，「病院が予測できたのは，転倒の危険度Ⅲの患者が歩き始めた場合には転倒することがあるかもしれないことまでであり，深夜に目を覚まして歩き始めることまで具体的に予測可能であったということはできない」という趣旨の判断がなされた．

（広島地方裁判所三次支部　平成 26 年 3 月 26 日判決　判例時報 2230 号 55 頁）

注意義務を果たすためには「アセスメント」が不可欠

看護師が注意義務（予見義務・結果回避義務）を果たすためには，まず**アセスメントを適切に行うこと**が重要です．日頃，皆さんはまず患者さんをアセスメントしたうえで問題点を抽出し，その問題点に対し看護計画を立案し，介入し評価するという過程を繰り返していると思います．これは，まさに危険な結果の発生を予測し，対処をする行為であり，看護師の注意義務を果たす行為です．この一連の流れの最初であるアセスメントが何よりも重要なのです．

どうぞ皆さん，これからも適切にアセスメントを行い，患者さんの問題に対処をするようにしてください．そうすれば，おのずと看護師が負う注意義務を果たすことにつながり，皆さんの行為に過失は認められないという結論につながっていきます．

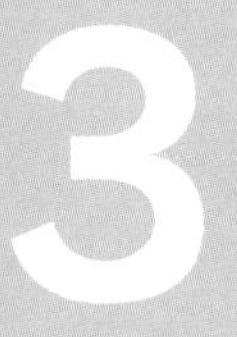

看護師の過失の有無の判断基準となる「看護水準」

次に問題となるのは，**どのレベルの看護知識・技術を基準**として，過失の有無を判断するかです．目の前の患者さんに何が起こるかを予見したり，悪しき結果を回避したりする能力は，新人看護師とベテラン看護師では大きく異なるでしょう．とはいえ，ある一つの行為が，新人看護師が行うと「過失なし」となり，ベテラン看護師が行うと「過失あり」となるのは不公平な気がしますし，患者さんはケアを受ける看護師を選ぶことはできません．

よって，過失の有無は，ある**一定の水準**で判断されなければならないのです．

最善の医療・看護とは？

この水準を考える前提として，「最善の医療」「医療水準」について理解しておきましょう．

医療機関と患者さんの間で締結される診療契約は，医療機関側が患者さんに対して，「最善の医療」を提供し，患者さんがこれに対して対価を支払うことを基本とする有償双務契約（準委任契約）であるとされています．それでは「最善の医療」とは何でしょうか．最善の医療の内容を考えるうえで重要な裁判例を2つ紹介します．

裁判例

東大梅毒輸血事件

国立大学付属病院の医師が，給血者に対する梅毒感染の危険の有無についての問診を怠ったため，輸血を受けた患者がその血液の輸血によって梅毒に感染したという事例において，裁判所は次のとおり判示している．

「いやしくも人の生命及び健康を管理すべき業務（医業）に従事する者は，その業務の性質に照し，危険防止のために実験上必要とされる最善の注意義務を要求されるのは，已むを得ないところといわざるを得ない」

（最高裁判所　昭和36年2月16日判決　判例時報251号7頁）

高山日赤病院未熟児網膜症事件

いわゆる未熟児網膜症につき，担当医師に，新規治療法（光凝固法）の存在を告知し転医を指示する義務があるか否かが問題となった事例において，裁判所は，上記の東大梅毒輸血事件で示された「最善の注意義務」についての具体的な基準を次のとおり示している．

「注意義務の基準となるべきものは，診療当時のいわゆる臨床医学の実践における医療水準である」

（最高裁判所　昭和57年3月30日判決　判例時報1039号66頁）

この**「診療当時のいわゆる臨床医学の実践における医療水準」**という言葉はとても重要ですから覚えておいてください．医療訴訟において，医療の水準がどこにあるかが検討される際に必ず出てくる言葉です．これらの裁判例から，「最善の医療」とは「診療当時の臨床医学の実践における医療水準」を満たす医療ということがわかります．

では，「最善の看護」とはどのようなものでしょうか．「診療当時のいわゆる臨床医学の実践における医療水準」にあてはめてみます．

診療当時の	→	看護行為が行われた時点の
いわゆる臨床医学の実践における	→	いわゆる臨床看護の実践における
医療水準	→	看護水準

すなわち，看護師には，**「看護行為が行われた時点のいわゆる臨床看護の実践における看護水準」**を満たすことが求められており，これを満たした看護が「最善の看護」と考えられます．

ここで重要な点は，看護学（学問）としての水準ではなく，臨床現場における水準が基準となることです．また，臨床現場でたった一人の看護師が知っているだけの知識や技術が水準となっては困りますから，平均的な看護師に一般的に知られている看護知識や技術，エビデンスに基づいて認められている看護知識や技術が基準となるものと考えられます．

「看護水準」とは？

以上をふまえると，看護師が満たすことが求められる看護水準とは次のようなものでしょう．

「事故当時において，平均的な看護職に一般的に知られ，かつ認められている臨床看護における看護知識と技術」

看護水準を考えるうえでは，いくつかのポイントがあります（**表 1-7**）．

表 1-7　看護水準を考えるうえで注意すべき点

1. 看護行為を行った時の看護水準が基準となる
2. 看護水準は医療機関の性格，所在地域の医療環境の特性，看護師の専門分野などによって異なる
3. 慣行（ルーティン）＝看護水準ではない
4. 新人看護師も看護水準を満たすことが必要となる

1）看護行為を行った時の看護水準が基準となる

実際の看護ケアが行われた後，紛争に発展するまでには，ある程度時間がかかります．特に，裁判になると，1～2年もしくはそれ以上の期間がかかるのが通常です．その間も看護の知識や技術は発展・進歩していきますので，その発展・進歩した水準で過去の看護ケアについて過失があったか否かを判断されてしまっては困ります．よって，看護行為を行った時点の看護水準が看護師の注意義務を判断するうえでの基準になります．

2）看護水準は医療機関の性格，所在地域の医療環境の特性，看護師の専門分野などによって異なる

医療機関の規模や所在する地域によって看護水準は異なることがあります．町の小さなクリニックと大病院での看護が同じ水準で判断されてしまっては困る場合もありますので，当然のことですね．

3）慣行（ルーティン）＝看護水準ではない

自施設で慣行として行われていることが，必ずしも看護水準となるわけではありません．医療機関や病棟特有の慣行は，広く一般的に知られた方法ではないことが多く，エビデンスに基づいて認められた方法ではない可能性もあります．

皆さんの医療機関でも，根拠があいまいなまま習慣的に皆がなんとなく行っていることはありませんか？　ずっと同じ病棟にいると気がつきにくいかもしれませんが，異動したり転職したりした時に，「なぜこんなことを行っているのだろう」と違和感をもったら，その違和感を大切にしてください．無意味な慣行はできるかぎり廃止し，看護水準を満たす行為を行うことを心がけましょう．

4）新人看護師も看護水準を満たすことが必要となる

新人看護師でも，人の生命身体に重大な影響を及ぼす医療現場で働く以上，看護水準を満たす必要があります．これは看護学生も同じです．「私は新人だから」という言い訳は通用しないということです．

看護水準はどのように判断されるのか

この看護水準がどのレベルにあるかを判断することはとても困難な作業です．裁判でも，この点が争点になることが多くあります．もっとも，考えるきっかけとなるものはあります．たとえば，ガイドラインです．厚生労働省や日本看護協会，各学会から出ているガイドラインは，現在の看護水準を知る良いきっかけとなります．その他，看護の文献や院内の各種マニュアルなども参考になります（■Column 1）．

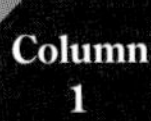

Column 1 看護水準とガイドライン

本文でも説明したとおり，厚生労働省や日本看護協会などから出ているガイドラインや指針は，看護水準を考えるうえでとても有用です．実際，ガイドラインと医療訴訟について調べたある調査[3)]では次のように報告されています．

医療訴訟に至った事例のうち，ガイドラインを遵守していた事例が46％，遵守していなかった事例が33％あり，このうち，ガイドラインを遵守していた事例の97.8％で，医療者側に「過失がない」と判断されたというものです．やはりガイドラインは過失の有無を判断するうえでそれなりの意味合いをもっているものと考えられます．

もっとも，実際の臨床現場の状況とガイドラインの内容が乖離していると感じることもあるでしょう．本調査においても，結果をよく見ると，ガイドラインを遵守していなかった事例でも，半数強で「過失なし」と判断されています．ガイドライン不遵守でも過失なしと判断されたおもな理由は以下のとおりで[3)]，必ずしもガイドラインが絶対ということではありません．

- 医療現場の実情（人的・物的環境，実臨床の状況など）
- ガイドラインの作成時期が医療行為時よりも後
- ガイドラインを過失の有無の判断に用いるのに消極的であるべき
- ガイドラインと相反する他の医学文献の存在
- ガイドラインをそのまま適用するのは当該患者の症状にそぐわないこと

それでは，臨床においてはガイドラインをどのように扱えばよいのでしょうか．実際の裁判では，患者さん側から「ガイドラインがあるのだから，それに従うべきだった」と主張されることが多くあります．そのような時，医療者がガイドラインの存在すら知らないと，裁判で不利な立場に立たされてしまう危険性があります．

したがって，ご自身の専門分野のガイドラインなどについては必ず内容を確認しておくことが重要です．そのうえで，それらに従わない場合には，その合理的な理由を説明できるようにしておきましょう．

過失の有無の判断において重要な「看護記録」

看護職の過失の有無は，この看護水準，すなわち「事故当時において，平均的な看護職に一般的に知られ，かつ認められている臨床看護における看護知識と技術」を前提として，看護師が事故の発生を①予見できたか，かつ，②結果の発生を回避できたか，という２つの注意義務を基準に判断していくこととなります．

実際の裁判において，この過失の有無は皆さんが書いた看護記録などをもとに判断されます．「いつの時点の看護水準を基準とするか」を判断するためには，日付の記載が重要ですし，「事故を予見できたか」「結果の発生を回避できたか」を判断するためには，患者さんの状況や看護師の行為などを適切に記載することが重要です．本書の後半では，この「看護記録」について掘り下げていきます．

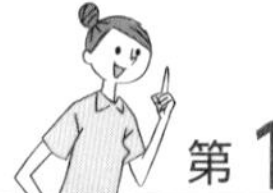

第１章のまとめ

本章では，看護師の法的責任や過失を中心に，看護師として知っておきたい法的知識について説明しました．皆さんが働く医療機関で事故が発生した時や，テレビなどで報道される医療事故について考える時に，これらの内容を知っていると理解がしやすくなるものと思います．また，日頃から，身近な事例において「危険な結果の発生を予測できるか・回避できるか」を考える習慣をつけておくと，いざという時に役立ちますし，適切な看護ケアの実践につながるでしょう．

文献

1）厚生労働省医療安全対策検討会議：医療安全推進総合対策〜医療事故を未然に防止するために〜．2002（平成 14）年４月 17 日．
2）厚生労働省：診療情報の提供等に関する指針．医政発第 0912001 号，2003（平成 15）年９月 12 日．
3）桑原博道，淺野陽介：Minds 診療ガイドライン作成マニュアル特別寄稿　ガイドラインと医療訴訟について－弁護士による 211 の裁判例の法的解析－．公益財団法人日本医療機能評価機構，2015 年 12 月１日掲載．https://minds.jcqhc.or.jp/docs/minds/guideline/pdf/special_articles2.pdf（2021/10/1 アクセス）

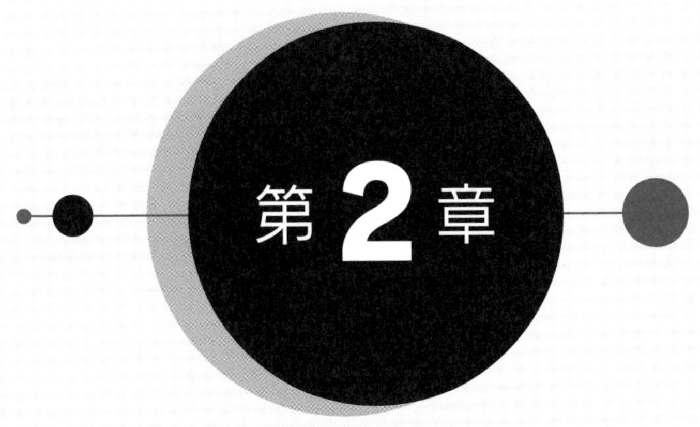

第2章 看護師の業務を確認しましょう

本書は，裁判例をもとにしたさまざまな事例を通して，適切な看護ケアや看護記録の書き方を考えることを中心的なコンセプトとしています．

第２章では，「適切な看護ケアとは何か」を考える際の前提として，**看護師の業務**について確認します．皆さんの業務はどの法律に規定され，どのように定義されているものなのでしょうか．

みていきましょう．

1 保健師助産師看護師法で規定されている看護師の業務

看護師の業務については，保健師助産師看護師法（以下，「保助看法（ほじょかんぽう）」とします）に規定されています．この法律は，保健師・助産師・看護師・准看護師の資質を向上し，それによって，医療・公衆衛生の普及向上を図ることを目的とし（同法１条），**資格の定義や免許，国家試験，業務**などについて規定しています．

看護師の２つの業務―「療養上の世話」「診療の補助」

保助看法では，保健師・助産師・看護師・准看護師は**表 2-1** のように定義されています．

看護師については，傷病者や褥婦に対する①**療養上の世話**または②**診療の補助**を行うことを業とする者であると定められていますので（保助看法５条），この２つが看護師の業務ということになります．

表 2-1　保助看法における各職種の定義

職種	定義
保健師	厚生労働大臣の免許を受けて，保健師の名称を用いて，保健指導に従事することを業とする者（２条）
助産師	厚生労働大臣の免許を受けて，助産又は妊婦，じょく婦若しくは新生児の保健指導を行うことを業とする**女子**（３条）
看護師	厚生労働大臣の免許を受けて，傷病者もしくはじょく婦に対する**療養上の世話**又は**診療の補助**を行うことを業とする者（５条）
准看護師	都道府県知事の免許を受けて，**医師，歯科医師又は看護師の指示を受けて，**前条に規定することを行うことを業とする者（６条）

看護師の業務独占

保助看法には，看護師以外の者（医師，歯科医師などを除く）が，この２つの業務を行うことを禁止する規定もあります（**保助看法 31 条；看護師の業務独占，表 2-2**）.

最近では，無資格者である男性が，看護師として派遣されれば時給が高くなることを理由に看護師免許証を偽造して特別養護老人ホームで看護師として勤務し，インスリン注射や採血をした疑いがあるとして，偽造有印公文書行使と保健師助産師看護師法違反の疑いで逮捕されたという事件が報道されました〔「高い時給得ようと免許証偽造か『ニセ看護師』容疑の男」（朝日新聞デジタル，令和元年６月６日付）〕．このような悪質な事例とまではいかなくても，たとえば，人手不足などを理由に無資格者である看護補助者に看護業務を行わせることも，当然のことながら保助看法違反となりますので注意が必要です.

表 2-2　看護師の業務独占および罰則に関する規定

▪ 保健師助産師看護師法３１条

看護師でない者は，第５条に規定する業をしてはならない．ただし，医師法又は歯科医師法の規定に基づいて行う場合は，この限りでない．

▪ 保健師助産師看護師法４３条１項１号

次の各号のいずれかに該当する者は，２年以下の懲役若しくは５０万円以下の罰金に処し，又はこれを併科する．

一　第２９条から第３２条までの規定に違反した者

法律に違反しないためにも，まずは私たちの業務範囲をしっかり理解しておくことが大切ね！

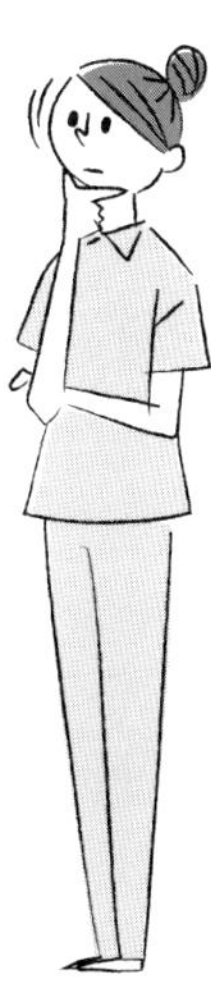

2 療養上の世話

「療養上の世話」とは？

療養上の世話とは，看護師としての専門的な知識に基づいて，主体的な判断と技術をもって行う看護師の本来的な業務[1]であるとされています．したがって，療養上の世話業務を行う際には，看護師として専門的な知識に基づき主体的に判断し，適切な技術を提供しなければなりません．

ある裁判では，療養上の世話である「入浴の介助」について，看護師は次のような義務を負うとされています．

裁判例

入浴の介助に関する裁判例

患者を１人で入浴させる場合には，「一般に，入浴には床の濡れによる転倒，浴槽での溺水，熱湯による熱傷などの危険が存在している上，入浴そのものが身体に少なからぬ負担を伴う行為であるから，」「看護師としては，」「患者の入浴の可否及び介助の要否その他入浴に関連する事項について，患者の心身の状況，患者の疾患等の状態その他」「必要な情報を収集し，１人で入浴することにより事故発生のおそれがある場合は，入浴に際し，介助を付する義務を負う」．

（千葉地方裁判所　平成 23 年 10 月 14 日判決　裁判所ウェブサイト）

看護師は，患者さんを安全かつ適切に入浴させるため，専門的知識に基づきその入浴方法を判断しなければなりません．皆さんも，患者さんの状態を適切に観察し，入浴が可能かどうか，介助が必要かどうかなどを検討するよう習慣づけましょう．

具体的な業務内容

何が療養上の世話に該当するかについて，法律に定めはありません．一般的には，**患者の状態の観察，環境整備，食事の介助，清拭，入浴・排泄の介助，生活指導などの業務**を指します．

過去の裁判例をみると，これらのほかに，**患者の爪床から浮いている肥厚した爪を指先よりも深い箇所まで切ること**（福岡高等裁判所　平成 22 年 9 月 16 日判決　判例タイムズ 1348 号 246 頁），**口腔ケア**（千葉地方裁判所　平成 22 年 1 月 29 日判決　医療判例解説 29 号 131 頁）などについて，療養上の世話であると判示しています．

なお，療養上の世話については，厚生労働省の「**新たな看護のあり方に関する検討会報告書**」（平成15年3月24日）[2)] において，「療養上の世話については，用語が適切かどうか検討の余地はあるが，看護師等が行うことができる業務を，」「限定して個別に列挙するよりも，」「抽象的な枠組みの中で，時代の要請に応じて中身を充実させていくことの方が，看護師等が医師等と適切に連携しつつ，その自律性，専門性を発揮し，より良いケアを提供する上で適当であろう」とされています．

実施にあたっての医師の指示の要否

療養上の世話については，**原則として医師の指示は不要**であるとされています．なぜなら，療養上の世話は，看護の専門的知識に基づいて判断して行う看護師の本来的な業務であるからです．また，「診療の補助」とは異なり，保助看法上（同法37条，**表2-3**），衛生上危害を生ずるおそれのある行為とされているものではないことも理由としてあげられます．しかし，実際の医療現場では，この療養上の世話業務についても医師の指示を求めている場合があり，そのことが適時・適切な医療の提供を妨げる要因になっていることがあります．

もっとも，「療養上の世話」と「診療の補助」の区別は明確なものではなく，療養上の世話を行う場合にも，状況に応じて医学的な知識と判断に基づくこと，すなわち，**医師の指示が必要な場合**もあります（厳密には，そのような行為は「療養上の世話」と「診療の補助」の両方の側面をもっているといえます）．

たとえば，フットケアを思い浮かべてください．看護師は日々の業務のなかで，療養上の世話として足病変の観察や爪切りなどを行います．しかし，ハイリスクの糖尿病患者さんなどに対しては，医師の指示のもとに処置を行うこともあるのです．

したがって，看護師には，**療養上の世話を行う際に，医師の指示を求めるべきか否かを適切に判断できる能力を身につけること**が求められています．

この点に関連する裁判例を一つご紹介します．「**患者の状態の観察**」についての裁判例です．上記のとおり「患者の状態の観察」は療養上の世話に含まれますが，**患者さんに異常があり医師の診断や治療が必要な場合には，ただちに医師に連絡する必要**があります．この連絡がなかった，あるいは連絡に遅れなどがあったことにより，患者さんが死亡・傷害を負った事例では，看護師の責任が問われることがあります．

表2-3　保健師助産師看護師法37条

保健師，助産師，看護師又は准看護師は，**主治の医師又は歯科医師の指示**があつた場合を除くほか，診療機械を使用し，医薬品を授与し，医薬品について指示をしその他医師又は歯科医師が行うのでなければ衛生上危害を生ずるおそれのある行為をしてはならない．ただし，臨時応急の手当をし，又は助産師がへその緒を切り，浣腸を施しその他助産師の業務に当然に付随する行為をする場合は，この限りでない．

裁判例

腸閉塞の術後縫合不全による腹膜炎の併発で死亡した事例

腸閉塞の手術を受けた患者が術後縫合不全による腹膜炎を併発し，容態が急変して死亡した事案において，裁判所は次のように判示している．

「術後の経過観察において，看護師は患者の容態が急変した場合には医師に報告しなければならず，これは，医師が看護師に対し患者の容態に変化があれば，直ちに当直医に報告するよう指示していない場合でも当然のことである」

（大阪地方裁判所　平成 11 年 2 月 25 日判決　判例タイムズ 1038 号 242 頁）

※本事例については p.124 ～ 126 で詳しく解説します．

看護師として，医師の指示を待つだけでなく，術後の合併症などをしっかりと把握し，その症状が医師に報告すべきものか，緊急性を有するものかなどを判断して行動するようにしましょう．

前述の厚生労働省の「**新たな看護のあり方に関する検討会報告書**」[2)] においても，「患者に対するケアの向上という観点に立てば，看護師等の業務について，療養上の世話と診療の補助とを明確に区別しようとするよりも，医療の現場において，療養上の世話を行う際に医師の意見を求めるべきかどうかについて適切に判断できる看護師等の能力，専門性を養っていくことが重要である」と報告されています．

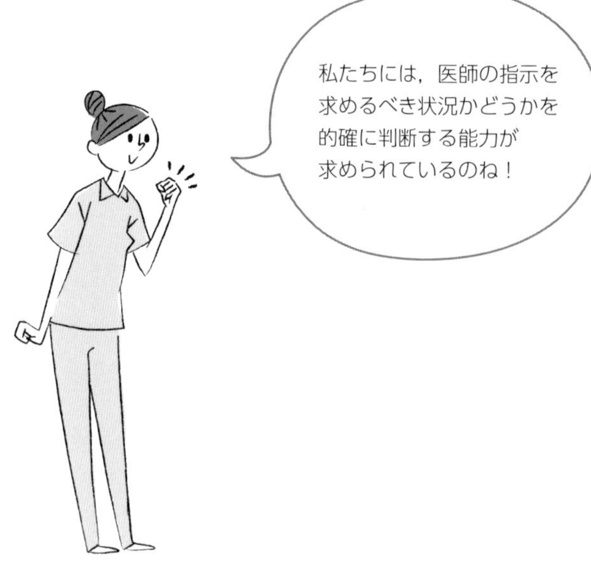
私たちには，医師の指示を
求めるべき状況かどうかを
的確に判断する能力が
求められているのね！

3 診療の補助

「診療の補助」とは？

本来，医師でなければ医業を行うことはできませんが（医師法 17 条），看護師も医学的知識や技術についての専門的な教育を受け，一定の医学的能力を有していることから，一定の範囲の医行為については，**医師の指示に基づき**行うことができるとされています（保助看法 37 条，p.21 の**表 2-3** 参照）．このように，看護師が医行為の一部を医師の指示のもとで行う業務のことを**診療の補助**といいます．

診療の補助行為については，看護師は医師の判断に基づき，かつ，その指導監督のもとに行いますので，基本的には，診療内容・行為についての責任は医師が負うことになります．しかしながら，看護師が医師の具体的な指示に反する行為を行ったり，明らかに誤っている指示に漫然と従って行為を行ったりした場合には，看護師も責任を問われることがありますので注意しましょう．

裁判例

クローン病治療のための手術を受けた後，脳に障害が残ってしまった事例

ある病院でクローン病の治療のために回腸結腸吻合部切除術などの手術を受けた患者が，術後，再出血，出血性ショックを起こし，それに伴う低血圧によって脳に障害が残ってしまった事案において，裁判所は，術後の看護師による経過観察について，次のように判示している．ここでは，「しかし」以降に着目してほしい．

「術後の看護師による患者の経過観察は，医師による患者の診療を有効ならしめるために，医師に代わって患者を観察し，情報を収集するものでもあるから，『診療の補助』（保健師助産師看護師法５条）の要素をも有し，術後の経過観察や医師への連絡の在り方について医師の具体的な指示があり，看護師がこれに従った場合には，原則として，それによって生ずる結果についての第一義的責任は，医師が負うべきである．

しかし，そのような医師の具体的指示が存在する場合でも，看護師がその当時一般的に有すべき専門的知識・経験等に照らし，患者に重大な後遺障害が残存し又は生命に危険を及ぼすような異常が生じていると認識することが可能であった場合には，看護師には，直ちに患者の容態を医師に報告し，治療についての指示を仰ぐべき義務があるというべきであって，医師の指示が不適切である場合に漫然とこれに従ったというのみでは，看護師としての注意義務を尽くしたことにはならず，不適切な指示をした医師自身とは別に，看護師自身もまた過失責任を負うというべきである」

（福岡高等裁判所　平成 31 年 4 月 25 日判決　判例時報 2428 号 16 頁）

看護師は診療の補助行為を行う際，ただ漫然と医師の指示に従っていればよいわけではありません．医師の指示に，平均的な看護師であれば当然気づくような誤りがある場合には，医師に対して**指示の内容を確認**しなくてはならないことに注意しましょう（■Column 2）．

Column 2　医師からの不明瞭な指示・誤った指示への対応

1）医師から不明瞭な指示を受けたら

診療の補助行為を行う場合，医師の指示に看護師なら当然気づくような誤りがある場合には，看護師はその指示の内容を確認しなければなりません．これは看護師の法的な義務ですから，確認をせず患者さんに傷害または死亡などの結果を生じさせた場合には何らかの責任を負うことになります．

心臓のカテーテル手術を受けた患者さん（当時69歳）が，医師・看護師間の伝達ミスにより，指示の10倍の量（標準使用量の2.5～5倍）のモルヒネを投与され，死亡したという事件がありました．この事例では，手術中に医師が看護師にモルヒネ2.5mgの投与を指示する際，「モルヒネ2.5ミリ」と伝えたところ，指示を受けた看護師が「2.5ミリリットル」と思い込み，25ミリグラム（1mLの溶液には10mgのモルヒネが含まれる）を投与してしまいました．看護師は医師に対し，「50ミリグラムの半分ですね」と確認したとのことですが，医師から返事がなく，そのまま投与してしまったようです．一方の医師は，確認された認識がないと話しています．

皆さんも日々の業務のなかで，医師から不明瞭な指示を受けることもあるでしょう．その際には，必ず医師に対し指示内容を確認しなければなりません．医師との関係上，確認しづらい場合があることも理解できますが，看護の専門職としてどのような行動をとるべきかを考えて行動するようにしましょう．そして，仮に，医師の指示が明らかに誤っている場合にはそれを指摘し，患者さんの安全を守る立場に立ちましょう．

2）医師の指示が誤っているような気がしたら—看護倫理の視点から

ただ，実際の臨床現場では，医師の指示が「明らかに」誤っている時は比較的指摘しやすいものの，「なんとなく」誤っている気がする，違和感がある，といった場合は，確信がないがゆえに指摘をためらうことが多いのではないでしょうか．

この問題を考えるきっかけとして，「看護職の倫理綱領」（日本看護協会）[3)]があります．倫理は法律とは異なり，守らなくても罰則などはありませんが，自分や人の行いについて「よい･わるい」「正しい･間違っている」を判断する基準となります．「看護職の倫理綱領」には，「よい看護とは何か」，すなわち，看護師の行動指針が示されているのです．

では，医師の指示がなんとなく誤っていると感じた場合，どのように対応すればよいのでしょうか．「看護職の倫理綱領」では次のように規定されています．

【第６条】看護職は，対象となる人々に不利益や危害が生じているときは，人々を保護し安全を確保する．

看護職は，常に患者さんの最善の利益を考え行動しなければなりません．医療者の不適切な判断で，治療や看護が行われていると気づいた時には，患者さんを保護し，安全を守る立場に立つ必要があります．よって，医師の指示が誤っているような気がする場合には，医師に指示内容を確認するようにしましょう．それがよい看護ということになります．

具体的な業務内容

何が診療の補助行為に該当するかについても，療養上の世話と同様，特に法律の定めはありません．医師の判断により，看護師の能力に応じて医師の指示があれば看護師に委ねたとしても衛生上危害を生ずるおそれがないとされた行為が診療の補助行為とされます（➡もっと詳しく④）．一般的には，身体的侵襲の比較的軽微なものから，採血，静脈注射，医療機器の操作，さらには動脈穿刺や褥瘡に対する壊死組織の除去などの特定行為といった身体への侵襲性の非常に高いものまで含まれます[4]．

では，医師は何を基準に，「診療の補助」として看護師が行うことができる行為を判断するのでしょうか．その基準は，**医師によるのでなければ「健康危害」を与える危険がある行為といえるか否か**です[5]．看護教育の充実などにより看護師の知識や技術が向上すれば，診療の補助として行うことができる範囲が増えますし，医療用機材の開発が進むことでより簡単に安全な医療が提供できるようになれば，同じく診療の補助の範囲が広がることになります．

この点については，**チーム医療の推進に関する検討会報告書「チーム医療の推進について」**（厚生労働省，平成22年3月19日）[6]においても，「個々の医行為が『診療の補助』の範囲に含まれるか否かについては，当該行為の難易度，看護教育の程度，医療用機材の開発の程度等を総合的に勘案し，社会通念に照らして判断されるもので」あるとされています．

相対的医行為と絶対的医行為

看護師が医師の指示のもとで診療の補助行為として行うことができるのは，看護師が行ったとしても「健康危害」を与える危険のない行為です．これを相対的医行為といいます（**図 2-1**）．
それに対し，診断，手術，処方などのように高度な医学的知識，経験，技術を有する医師自身が行うのでなければ「健康危害」を生ずるおそれのある行為[7]のことを絶対的医行為といいます．
絶対的医行為に該当する行為は，医師の指示があっても行うことができませんので注意が必要です．

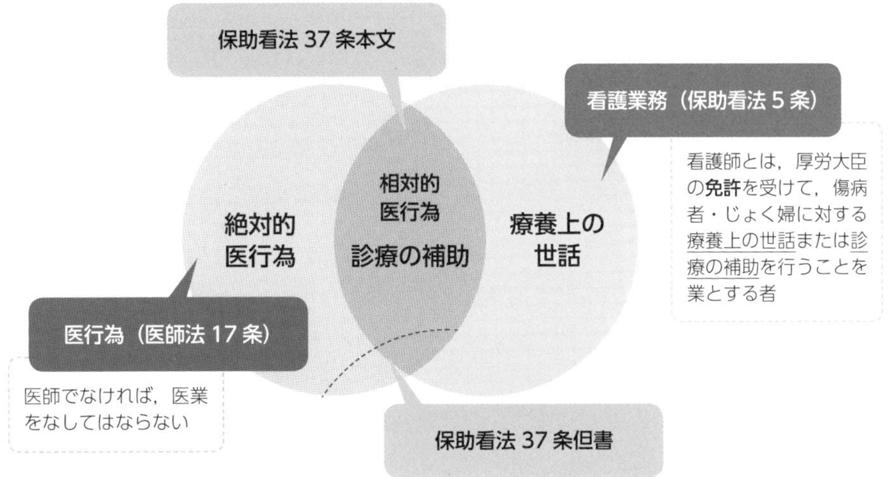

図 2-1　相対的医行為と絶対的医行為

実施にあたっての医師の指示の要否

看護師が診療の補助行為を行う場合には，必ず**医師の指示**が必要です．仮に，看護師が医師の指示なく診療の補助行為を行った場合には，保助看法に罰則の規定があります．具体的には，６か月以下の懲役もしくは50万円以下の罰金に処せられ，またはこれらが併科されることになります（保助看法44条の３第２号）．それでは，「医師の指示」の望ましい方法や程度とはどのようなものなのでしょうか．

1　指示の方法

臨床現場では「口頭指示などは原則禁止」とされますが，これはなぜでしょうか．医師の指示の方法について法律に規定はなく，口頭でも書面でも法律違反にはなりません．にもかかわらず口頭指示などが禁止される理由は，口頭指示には言い間違えや聞き間違えのリスクがあるからです．また，後々，医師の指示の有無や内容が問題となった場合に，それらを証明する手段もなくなります．

そのため，医師からの指示は可能なかぎり書面での指示とすることが望ましいです．もっとも，緊急時などには，口頭指示によって対応せざるをえない場合もありますので，その場合には指示内容を記録に残すことを心がけましょう．

2　指示の程度

医師の指示の程度としては，次の２つが考えられます．

1）個別具体的な指示

医行為を実施する際に伴うさまざまな判断（実施の適否や実施方法など）について，**看護師が裁量的に行う必要がないよう**，できるだけ詳細な内容をもって行われる指示[8)]

2）包括的な指示

看護師が患者さんの状態に応じて柔軟に対応できるよう，医師が，患者さんの病態の変化を予測し，その範囲内で看護師が実施すべき行為について一括した指示[8)]

例）「○○のような場合には，○○（診療の補助行為）を行う」

診療の補助行為が患者さんに健康危害を加えるリスクをもつ行為である以上，**基本的には個別具体的な指示がなされるべき**ですが，その程度について特に規定する法律もありませんので，一定の場合には包括的な指示も可能であるといわれています．

この点について，**チーム医療の推進に関する検討会報告書「チーム医療の推進について」**[6)]においても，「看護師が患者の状態に応じて柔軟に対応できるよう，患者の病態の変化を予測し，その範囲内で看護師が実施すべき行為を一括して指示すること（包括的指示）も可能であると解されている」と述べられており，「**『包括的指示』が十分に成立するための要件**」として，**表2-4**に示す４点があげられています．

同報告書ではさらに，「『包括的指示』の実施に当たっては，医師と看護師との間で指示内容の認

表 2-4 医師による包括的指示が十分に成立するための要件

① 対応可能な**患者の範囲**が明確にされていること
② 対応可能な**病態の変化の範囲**が明確にされていること
③ 指示を受ける**看護師が理解し得る程度の指示内容**（判断の基準，処置・検査・薬剤の使用の内容等）が示されていること
④ 対応可能な病態の変化の範囲を**逸脱**した場合に，**早急に医師に連絡を取り，その指示が受けられる体制が整えられている**こと

〔厚生労働省：チーム医療の推進に関する検討会報告書「チーム医療の推進について」（平成 22 年 3 月 19 日）[6] をもとに作成〕

識に齟齬が生じないよう，原則として，指示内容が**標準的プロトコール**（具体的な処置・検査・薬剤の使用等及びその判断に関する規準を整理した文書），**クリティカルパス**（処置・検査・薬剤の使用等を含めた詳細な診療計画）等の文書で示されていることが望ましい．さらに，『包括的指示』による処置等が適切に実行されたかどうか事後的に検証できるよう，その指示に基づく処置等の内容を記録・管理しておくことが重要である」とされています．

なお，診療の補助行為における医師の指示との関係で重要な制度として，2013（平成 25）年に，保助看法の一部が改正され創設された「**特定行為に係る看護師の研修制度**」（保助看法 37 条の 2）があります（**もっと詳しく⑤**）．

特定行為に係る看護師の研修制度の創設

2013（平成 25）年に，保助看法の一部が改正され創設された「特定行為に係る看護師の研修制度」（保助看法 37 条の 2）は，来たる超高齢化社会に向けて，さらなる在宅医療の推進を図るため，医師の判断を待たずに，手順書により一定の診療の補助を行うことができる看護師を養成する制度です．特定行為とは，診療の補助行為のうち*1，高度かつ専門的な知識および技能が特に必要とされる行為であり，2021（令和 3）年 5 月現在，21 区分 38 行為が定められています．医師の指示との関係では，特定行為研修を受けた看護師は，事前に，医師または歯科医師が特定した患者に対し，手順書により特定行為を実施するように指示を受ける必要がありますが，実際に行為を行う際には，医師の指示を受けることが不要になりました（**図 2-2**）．2015（平成 27）年 10 月 1 日にスタートした比較的新しい制度です．今後の動向が注目されます．

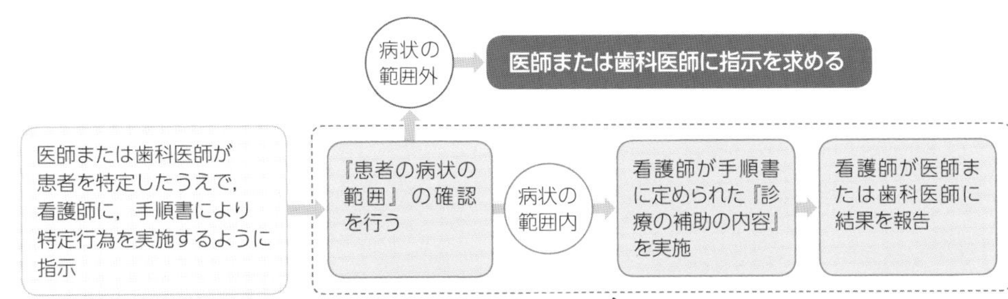

図 2-2 特定行為に係る看護師の研修制度の対象となる場合の診療の補助行為実施の流れ

＊1：特定行為に係る看護師の研修制度は，あくまでも診療の補助行為に係る制度であり，それをこえて看護師が絶対的医行為を行うことができるようになる制度ではないことに留意されたい．

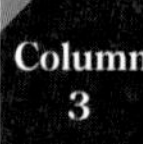

ナースプラクティショナー制度

現行の「医師の指示のもとでの診療の補助」の枠をこえない特定行為研修制度では対応できない現場のニーズがあることから，看護師が現行法では認められていない新たな裁量権をもち，さらに役割を担っていくことへのニーズが高まっています.

諸外国ではすでに，大学院修士課程における専門課程を修了し，免許取得または登録をした看護師が，医師の指示がなくても一定レベルの治療などを行う「ナースプラクティショナー制度」が存在し，医療現場で活躍しています。

今後，超高齢化社会を迎えるわが国でも議論が進められていくものと考えますので，皆さんも議論の経過に注目していただきたいと思います.

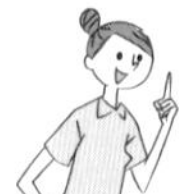

第 2 章のまとめ

本章では，看護師の業務について説明しました．看護師の業務は，専門的知識や技術の向上に伴って変化し，今後ますますその役割が拡大していくものと考えられます．

「看護師の業務は何か」を自覚し，法律の範囲内で最大限その専門性を高めていくとともに，法律改正が必要である場合には，その根拠となる事実（立法事実）を積み重ねることを意識していただければと思います．

文献

1）加藤済仁，蒔田　覚編著：〔新版〕看護師の注意義務と責任－Q&A と事故事例の解説－．p.43，新日本法規出版，2018.
2）厚生労働省：新たな看護のあり方に関する検討会報告書．2003（平成 15）年 3 月 24 日.
https://www.mhlw.go.jp/shingi/2003/03/s0324-16.html（2021/10/1 アクセス）
3）日本看護協会：看護職の倫理綱領．日本看護協会，2021.
4）前掲 1）pp.45-46.
5）加藤済仁，蒔田　覚:看護師の業務としての「診療の補助行為」についての考察．日本看護学校協議会共済会ホームページ．https://www.e-kango.net/safetynet/press/from/pdf/Vol2.pdf（2021/10/1 アクセス）
6）厚生労働省：チーム医療の推進について（チーム医療の推進に関する検討会 報告書）．2010（平成 22）年 3 月 19 日．https://www.mhlw.go.jp/shingi/2010/03/dl/s0319-9a.pdf（2021/10/1 アクセス）
7）前掲 1）p.46.
8）厚生労働省：第 2 回 医師の働き方改革を進めるためのタスク・シフト / シェアの推進に関する検討会参考資料「診療の補助・医師の指示について」．2019（令和元）年 11 月 8 日.
https://www.mhlw.go.jp/content/10800000/000564159.pdf（2021/10/1 アクセス）

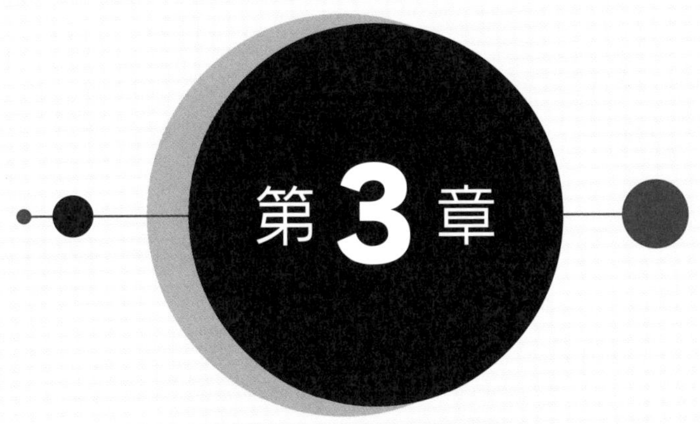

第3章 看護記録はなぜ重要なのか

本章は本書の核となる章です．看護師にとって，適切な看護ケアを提供することは重要ですが，その看護ケアを記録に残すことも，看護ケアの提供と同じくらい重要です．そして，皆さんが書いた看護記録は，ときに裁判の結果を左右するほど大きな役割を果たすことがあるのです．

そこで，本章では，実際の裁判例を交えながら，看護記録の定義や目的，役割を再確認するとともに，看護記録がなぜ重要なのかについて検討していきたいと思います．

1 「看護記録」とは？

まず，看護記録の定義や目的，役割，代表的な記録様式，法的根拠について確認しておきましょう．

看護記録の定義

看護記録とは，**あらゆる場で看護実践を行うすべての看護職の看護実践の一連の過程を記録したもの**[1]と定義されます．この記録により，**看護職の思考と行為**を示す[2]ことになります．なお，この定義は2018（平成30）年8月に日本看護協会が公表した「看護記録に関する指針」（以下,「指針」とします）によるものです．

定義にある「看護実践の一連の過程」とは，**看護職が観察と査定，支援内容の明確化，計画立案，実行，評価を行うこと**をいいます[3]（➡**もっと詳しく⑥**）．

「看護記録に関する指針」を確認しておきましょう

日本看護協会は，2000（平成12）年に「看護記録の開示に関するガイドライン」〔2003（平成15）年に改訂〕，2005（平成17）年に「看護記録および診療情報の取り扱いに関する指針」を作成・公表しました．その後，看護記録を取り巻く状況の変化やその重要性の高まりに応じる形で，2018（平成30）年8月に「看護記録に関する指針」を作成しました．同指針には，看護記録のあり方や取り扱いの重要なポイントが端的にまとめられています．ぜひ皆さんも一読し，各項目の趣旨を理解したうえで自施設において活用することをお勧めします．特に重要な点については，本書でも紹介しています．

看護記録の目的

指針では，看護記録の目的として以下の3点があげられています[1]．

1）看護実践を証明する

看護実践の一連の過程を記録することにより，専門的な判断をもとに行われた看護実践を明示する．

2）看護実践の継続性と一貫性を担保する

看護職の間で，看護記録を通じて看護実践の内容を共有することにより，継続性と一貫性のある看護実践を提供する．

3) 看護実践の評価および質の向上を図る

看護記録に書かれた看護実践を振り返り，評価することで，次により質の高い看護実践を提供することにつながる．また，看護研究などで看護記録に書かれた看護実践の内容を蓄積，分析し，新しい知見を得ることで，より質の高い看護実践の提供につながる．

看護記録の重要な役割

1 情報共有の手段としての重要性

医療機関では，看護師，医師，リハビリテーションスタッフ（理学療法士，作業療法士，言語聴覚士など），管理栄養士，社会福祉士などさまざまな職種が協働し，医療を提供しています（チーム医療）．また，現在，国が推進している地域包括ケアシステムを実現するためには，さらにそのチームのメンバーが拡大し，保健・医療・福祉の関係者が連携して在宅医療・介護の質の向上と効率的なサービスを提供することが求められます．

そのなかで，看護師は唯一，医療と生活の両方にまたがり，広い視野で患者さんをみることができる職種です．そのため，看護職が記載する看護記録は，多職種間で情報を共有するためのツールの一つとして重要になるのです．医療機関の内外の多くの関係者が看護記録を通じて情報を共有することで，よりよい保健医療福祉サービスの提供が可能になります．

このように，看護記録は情報共有の手段として重要なツールであるため，情報が適切に共有されるように，記載方法や内容について注意を払う必要があります．情報が誤って共有されると，医療事故につながる可能性も高くなります．

では，どのように記録すればよいのでしょうか．もっとも大切なことは，**わかりやすく記録すること**です．勝手な造語や略語は用いない，あいまいな表現をしないなど，**誰が見てもわかる記録**を書くように心がけましょう（詳細は第5章で解説します）．

2 医療事故をめぐる紛争の場における証拠としての重要性

日々作成される看護記録は，医療事故をめぐる紛争の場で，当時の状況を示す重要な証拠となります．詳しくは後述しますが，後々の証言よりも，ケア直後に記載された看護記録のほうが信用性の高い証拠となります．そのため，看護師側からみれば，**自分たちが適切な看護を提供していたこと**を証明する**もっとも有効な証拠**となるのです．

看護記録が紛争解決の場で重視される以上，医療者側はその記録の信用性を下げる行為をすべきではありません．なかでも，もっとも行ってはいけない行為は**看護記録の改ざん**です．看護師が看護記録などの改ざんを行ってしまった場合，刑罰を負う可能性もありますので注意が必要です（■ Column 4）．

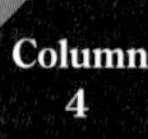

看護記録の改ざんによって負う可能性のある刑事責任

看護師が看護記録などの改ざんによって負う可能性のある刑事責任は次のとおりです.

1）証拠隠滅罪（刑法 104 条）

「他人の」刑事事件に関する証拠となるものを改ざんした場合，証拠隠滅罪（刑法 104 条）に問われる危険性があります．皆さんにとって身近な例にあてはめると，たとえば医師の過失が争われているような事案において，看護師がその医師をかばって看護記録などの書き換えを行った場合などにこの罪が成立することになります．なお，細かな点ですが，証拠隠滅罪の「証拠」とは，「他人の」刑事事件に関する証拠であり，自分の事件に関する証拠について隠滅や偽造などをしても，この罪は成立しません．これは，自分の刑事事件の証拠を隠そうとすることは人間の自然な心情としてやむをえない面があることを理由とします．

2）偽証罪（刑法 169 条）

さらに，看護師が書き換えた記録をもとに裁判で嘘の証言をした場合には，偽証罪（刑法 169 条）が成立することになります．過去には，実際に看護師が偽証罪に問われてしまった事件があります．その事例では，ある妊婦さんが産婦人科医院で出産後，大量出血のためお亡くなりになるのですが，その後，医師が看護記録を確認したところ，医師の処置の一部の記載がないなどずさんな内容であったため，看護師に書き換えを指示しました．この時，分娩に立ち会っていた看護師 A はすでに退職しており，別の看護師 B に協力を求めて書き換えをさせました．そのうえ，裁判において，分娩時の立会いは看護師 B であったとして証人申請し，分娩時の状況を証言させたのです．その結果，看護師 B には偽証罪，看護師 B に偽証をさせた医師には偽証教唆の罪が成立しました．

3）電磁的記録不正作出罪，不正作出電磁的記録供用罪

皆さんの働く医療機関では電子カルテが導入されていることが多いと思います．電子カルテのような電磁的記録の改ざんについては，上記の 1），2）のほか，次の罪も成立する可能性がありますので注意が必要です．

- 電磁的記録不正作出罪（刑法 161 条の 2 第 1 項，公務員の場合は同条第 2 項）：事務処理を誤らせる目的で，権利，義務または事実証明に関する電磁的記録を不正に作ることを処罰します．
- 不正作出電磁的記録供用罪（同条第 3 項）：自らは作成しなくても，不正に作られた権利，義務または事実証明に関する電磁的記録を，事務処理を誤らせる目的で人の事務処理の用に供することを処罰する規定です．

看護師がカルテを改ざんした場合，事務処理を誤らせる目的で不正に作成し，その目的で人の事務処理の用に供したことになりますので，両罪が成立する可能性があります．過去には，国立の大学病院に勤める看護師が，入院中の 90 歳代の女性患者に対し不必要なインスリンを投与し，その犯行を隠すために実測とは異なる架空の数値を電子カルテに記載した事案において，看護師が，傷害罪だけでなく，公電磁的記録不正作出・供用罪で有罪になったという事例があります．

4）虚偽公文書作成罪（刑法 156 条）

その他，公務員である看護師がその職務に関し，行使の目的で，虚偽の文書もしくは図画を作成・変造した時には，虚偽公文書作成罪（刑法 156 条）が成立します．

皆さんがこれらの罪に問われることがないように，看護記録を改ざんしないことはもちろん，改ざんと疑われるようなことはしないように気をつけましょう．

看護記録の様式

看護記録の様式には，基礎情報（データベース），看護計画，経過記録，要約（サマリー）などがあります（**表 3-1**）．このうち，経過記録には，経時記録，SOAP，経過一覧表（フローシート）などがあり，看護計画と経過記録を含むものとして，クリニカルパスがあります（**表 3-2**）．

表 3-1　看護記録の様式

基礎情報（データベース）	看護を必要とする人の病歴や現在の治療，使用薬剤，アレルギー，さらに，身体的，精神的，社会的，スピリチュアルな側面の情報などを記載したもの
看護計画	看護を必要とする人の健康問題と期待する成果，期待する成果を得るための個別的な看護実践の計画を記載したもの
経過記録	・看護を必要とする人の意向や訴え，健康問題，治療・処置，看護実践などの経過を記載したもの ・経過記録には，叙述的な記録と経過一覧表（フローシート）がある．叙述的な記録には，経時記録，SOAP などがある（**表 3-2**）．経過一覧表（フローシート）は，ルーチンケア，アセスメント，特定の問題の経過などについて，項目を設定し，図や記号などで簡潔に状況を記載するものである
要約（サマリー）	看護を必要とする人の健康問題の経過，情報を要約したもの．ケアの継続性を担保するため，施設を変わる際や在宅ケアへ移行する際に送付する

（日本看護協会：看護記録に関する指針．p.5，日本看護協会，2018[4] をもとに作成）

表 3-2　経過記録

経時記録
勤務時間内に観察した患者の状態，実施した看護と治療・検査，およびそれに対する患者の反応などの出来事を経時的に記録する
SOAP
患者の問題を明確にとらえ，その問題解決を論理的に進めていく問題志向型システム（problem oriented system；POS）における経過記録で，問題ごとに SOAP 形式で叙述的に記録する ・**S（Subjective data；主観的データ）**：患者の心身の訴えの内容 ・**O（Objective data；客観的データ）**：医師や看護師など医療従事者が視診・聴診，打診などにより得た所見や検査データなど，問題解決の参考となる観察した事実 ・**A（Assessment；評価と考察）**：収集した主観的データと客観的データの解釈，分析や評価 ・**P（Plan；計画）**：患者の問題を解決するための計画
経過一覧表（フローシート）
患者の問題に関連する観察や測定の結果を経時的に観察するために，項目を設定して時系列で簡潔に記入する
クリニカルパス
一定期間内に達成すべき健康問題の改善の目標を設定し，その目標に向けて実施する検査，治療，看護などを時系列に整理した診療計画書のこと．クリニカルパスには，看護記録として標準計画と経過記録が含まれる ・**クリニカルパスにおける標準計画**：目標を達成するために必要とされる看護実践を 1 日ごとに設定した標準計画である ・**クリニカルパスにおける経過記録**：計画された看護実践を実行したことを記入する

（日本看護協会：看護記録に関する指針．p.5，日本看護協会，2018[4] / 伊豆上智子：看護管理学習テキスト第 2 巻 看護サービスの質管理 2019 年版．井部俊子監修，秋山智弥編，第 3 版，pp.228-229，日本看護協会出版会，2019[5] をもとに作成）

採用する記録様式や記載項目などは，各医療機関において最良の方法を検討することになりますが，看護実践の一連の過程がもれなく記載されるように，かつ短時間で効率的な記録が可能となるように工夫することが求められます．

看護記録の法的根拠

皆さんが日々書いている看護記録は，何らかの法律で規定されているものなのでしょうか．その内容や形式に法的な定めはあるのでしょうか．確認していきましょう．

1 看護師は看護記録を記載しないと罰せられるの？

結論から言うと，**看護師に看護記録の記載を義務づける法律はなく**，看護師が看護記録を記載しなかったからといって**罰せられることはありません**．

看護記録に関する規定がありそうなのは「保健師助産師看護師法」ですが，同法には看護記録に関する規定がありません．あるのは，**助産師の記録記載義務，保存義務**についての規定のみです（保助看法42条）．なお，助産師はこの記載義務を怠ると，罰金に処せられますので注意が必要です（保助看法45条2号）．記録の作成義務がある医療職種は**表3-3**のとおりです．

看護記録を法律に位置づける必要性については，これまでも厚生労働省の検討会などで議論がなされてきました．そのなかでは，看護記録の目的や裁判資料としての重要性から法的な義務づけが必要ではないかという意見も多く出されています．他方で，法制化する場合に記載事項をどの程度まで書き込むか，ベッドサイドに行くことよりも看護記録を書くことを重視する現状が患者のニーズに合うのかなどさまざまな課題もあげられており[6]，現在のところ法制化には至っていません．

2 法律上，医療機関に看護記録はなくてもいいの？

答えは「**いいえ**」です．上記のとおり，看護師に看護記録を記載することを義務づける法律はありませんが，病院などの医療機関に対し「看護記録を備え置くこと」を義務づける法律はあります．その法律とは「**医療法**」（国の医療を提供する体制について定めた法律）です．

医療法は，病院などが「診療に関する諸記録」を備えておかなければならないと規定しています（医療法21条1項9号ほか）．そして，この「診療に関する諸記録」に看護記録が含まれるのです（医療法施行規則20条10号ほか，**表3-4**）．つまり，病院などが看護記録を備え置いていない場合，看護師個人が責任を問われることはありませんが，病院などの施設の責任者は責任を問われる可能性があるということになります（➡**もっと詳しく⑦**）．

3 看護記録の内容や形式にきまりはあるの？

看護記録の記載内容や形式について定める法律はありません．もっとも，参考になる厚生労働省からの通知はあります〔厚生労働省「**基本診療料の施設基準等及びその届出に関する手続きの取扱いについて**」保医発0305第2号（令和2年3月5日）〕[7]．同通知には，看護記録の種類や記載内容が記載されています．

表 3-3　記録の作成義務がある医療職種

作成者	作成すべき書類	記載事項	記録の作成に関する根拠条文	保存期間	保存義務者	保存に関する根拠条文
医師	診療録	①患者の住所，氏名，性別，年齢 ②病名及び主要症状 ③治療方法（処分及び処置） ④診療年月日	医師法 24 条 同法施行規則 23 条	5 年間	病院又は 診療所の管理者 作成医師	医師法 24 条 2 項
歯科医師	診療録	同上	歯科医師法 23 条 同法施行規則 22 条	5 年間	病院又は 診療所の管理者 作成歯科医師	歯科医師法 23 条 2 項
助産師	助産録	①妊産婦の住所，氏名，年令及び職業 ②分べん回数及び生死産別 ③妊産婦の既往疾患の有無及びその経過 ④今回妊娠の経過，所見及び保健指導の要領 ⑤妊娠中医師による健康診断受診の有無（結核，性病に関する検査を含む.） ⑥分べんの場所及び年月日時分 ⑦分べんの経過及び処置 ⑧分べん異常の有無，経過及び処置 ⑨児の数及び性別，生死別 ⑩児及び胎児附属物の所見 ⑪産じょくの経過，じょく婦・新生児の保健指導の要領 ⑫産後の医師による健康診断の有無	保助看法 42 条 同法施行規則 34 条	5 年間	病院，診療所又は 助産所の管理者 作成助産師	保助看法 42 条 2 項

表 3-4　診療に関する諸記録（医療法施行規則 20 条 10 号）

- 過去 2 年間の病院日誌
- 各科診療日誌
- 処方せん
- 手術記録
- 看護記録
- 検査所見記録
- エックス線写真
- 入院患者及び外来患者の数を明らかにする帳簿並びに入院診療計画書

看護師をめぐる法律

看護師をめぐる法律には，これまでに紹介した保助看法や医療法のほかにも，**表 3-5** のようにさまざまな法律があります．個人情報保護法など，看護師として働くうえで知っておかなければならない法律もありますので，どのような法律があるか確認しておきましょう．

表 3-5　看護師に関連するおもな法律

医療者に関する法律	医療に関する法律	薬に関する法律
・保健師助産師看護師法 **・看護師等の人材確保の促進に関する法律** ・医師法 ・他の医療職種に関連する法律　など	**・医療法** **・臓器の移植に関する法律** など	・薬事法 ・麻薬及び向精神薬取締法 ・毒物及び劇物取締法 など
公衆衛生に関する法律	**社会福祉・保険に関する法律**	**その他**
・地域保健法 ・母体保護法 ・母子保健法 ・健康増進法 ・がん対策基本法 ・感染症の予防及び感染症の患者に対する医療に関する法律　など	・生活保護法 ・老人福祉法 ・介護保険法 ・児童福祉法 ・健康保険法 ・国民健康保険法　など	・労働基準法 ・労働安全衛生法 **・個人情報保護法**　など

1）看護記録の種類（同通知[7]，別添6別紙6）

同通知では，入院基本料の届出を行った病棟においては，看護体制の1単位ごとに**表 3-6** のような記録がなされている必要があるとされています．なお，これらの記録の様式・名称などについては，各病院が適当とする方法で差し支えないが，記録の作成に際しては**重複を避け明瞭にすべき**とされています．

表 3-6　看護記録の種類

患者の個人記録	▪ **経過記録** 個々の患者について観察した事項及び実施した看護の内容等を**看護要員**が記録するもの． ただし，病状安定期においては診療録の温度表等に状態の記載欄を設け，その要点を記録する程度でもよい ▪ **看護計画に関する記録** 個々の患者について，計画的に適切な看護を行うため，看護の目標，具体的な看護の方法及び評価等を記録するもの
看護業務の計画に関する記録	▪ **看護業務の管理に関する記録** 患者の移動，特別な問題をもつ患者の状態及び特に行われた診療等に関する概要，看護要員の勤務状況並びに勤務交代に際して申し送る必要のある事項等を各勤務帯ごとに記録するもの ▪ **看護業務の計画に関する記録** 看護要員の勤務計画及び業務分担並びに看護師，准看護師の受け持ち患者割当等について看護チームごとに掲げておくもの．看護職員を適正に配置するための患者の状態に関する評価の記録

〔厚生労働省：基本診療料の施設基準等及びその届出に関する手続きの取扱いについて．保医発0305第2号，令和2年3月5日[7]別添6別紙6より引用〕

2）看護記録の記載内容（同通知[7]，別添 2）

同通知では，「**患者の病状に直接影響のある看護**は，看護師または看護師の指示を受けた准看護師が行うもの」とされています．この「患者の病状に直接影響のある看護」としては，次の７つの行為が例示されています[7]．

①病状の観察

②病状の報告

③身体の清拭，食事，排泄等の世話等療養上の世話

④診察の介補

⑤与薬・注射・包帯交換等の治療の介助及び処置

⑥検温，血圧測定，検査検体の採取・測定，検査の介助

⑦患者，家族に対する療養上の指導等

したがって，看護記録には，少なくともこれらの行為を記載することが求められていると考えてよいでしょう（■Column 5）．

Column 5　看護補助者が看護記録を記載できるか

看護補助者の記録には，①看護補助者が実施した業務についての記録と，②看護職の記録の代行入力としての記録の 2 種類があります．このうち，②は，形式的には看護補助者が看護記録を書くことになるため，そのようなことが可能かが問題になります．この点については，**表 3-6** の「経過記録」に，「個々の患者について観察した事項及び実施した看護の内容等を看護要員が記録するもの」[7] とあり，ここでいう「看護要員」には，看護師，准看護師だけでなく看護補助者も含まれるので，看護補助者も看護記録を書くことができるということになります．

なお，同通知[7] では，看護補助者について次のように記載されています．この点からも看護補助者が看護記録を書いても問題ないと考えられます．

「看護補助者は，看護師長及び看護職員の指導の下に，原則として療養生活上の世話（食事，清潔，排泄，入浴，移動等），病室内の環境整備やベッドメーキングのほか，病棟内において，看護用品及び消耗品の整理整頓，看護職員が行う書類・伝票の整理及び作成の代行，診療録の準備等の業務を行うこととする」

しかし，看護補助者が看護職の記録の代行入力を行う場合には以下の 2 点に注意してください．

・看護職の承認：看護補助者が行うのはあくまでも看護職の記録の代行です．記載内容などを決定し，記録の主体となるのは看護職です．したがって，看護補助者が記録を行った後，看護業務を行った看護職は必ず最終的に内容を確認して承認する必要があります．承認作業として，記録への署名や，電子カルテに承認システムを導入することが求められます．

・看護補助者の教育：看護補助者が記録をする以上，その記録が適切になされるように教育を行う必要があります．

上記の注意点を守ったうえであれば，看護補助者による看護職の記録の代行入力は，タスク・シフティングの一つとして有効といえるでしょう．

4 看護記録の保存期間にきまりはあるの？

看護記録は何年保存すればよいのでしょうか．法律の規定によると，**過去２年間**（医療法施行規則20条10号，21条の5第2号，22条の3第2号）もしくは**過去３年間**（保険医療機関及び保険医療養担当規則9条）とされています．

もっとも，これらは最低限の保存期間であり，記録はできるかぎり長期間保存されるべきでしょう．患者さんが長期にわたり入通院される場合もあるため，看護の継続性と一貫性を担保するという観点から，また，**開示請求**への対応（➡**もっと詳しく③；p.6**参照）や証拠としての記録の重要性を考えた際に**時効**という観点からも保存が求められます．

ここで時効について少し説明します．患者さんやそのご家族が医療機関や医療者に対し損害賠償を請求する場合，いつまでも自由に請求ができるわけではなく，一定の制限があります．その制限のことを**時効**といいます．裁判においては，看護記録などの記録に基づき，適切な医療や看護が提供されたことを主張立証していくことになるため，**医療事故による患者さん側の権利が時効により消滅するまでの期間，看護記録を保存しておくことが重要**になります．

それでは，患者さんやそのご家族が，医療事故による損害賠償請求をする場合の時効は何年でしょうか．医療事故による損害賠償を請求する場合には，1）債務不履行に基づく損害賠償請求権（民法415条など）という法的構成と，2）不法行為（民法709条など）に基づく損害賠償請求権という法的構成をとることが可能です．それぞれにつき，時効は次のとおりに定められています（なお，この記載は2020年4月1日から施行された改正後の民法によるものです）．

1）債務不履行に基づく損害賠償請求権の時効

・債権者（患者やその家族）が権利を行使することができることを知った時から**５年間**行使しないとき（民法166条1項1号）

・権利を行使することができる時から**20年間**行使しないとき（民法166条1項2号・167条）

2）不法行為に基づく損害賠償請求権の時効

・被害者（患者）またはその法定代理人が損害及び加害者を知った時から**５年間**行使しないとき（民法724条1号・724条の2）

・不法行為の時から**20年間**行使しないとき（民法724条2号）

このように，債務不履行に基づく損害賠償請求権，不法行為に基づく損害賠償請求権ともに「5年」「20年」という期間が定められていますが，通常，医療事故が発生し患者さんに傷害や死亡の結果が発生した場合には，その時点で損害が確定し，かつ，患者さんが損害賠償を求めることが可能になるため，**最低でも５年間**は記録を保存する必要があります．もっとも，たとえば，手術中のガーゼの残置など，数年後に事故が発覚することもあります．このような場合には，患者さんが権利を行使することが可能になった時点から時効が進行しますので，事故発生から5年以上が経過しても，裁判となる可能性があります．よって，改正前の民法のときと同じく，**少なくとも10年**（改正前の民法では，債務不履行に基づく損害賠償請求権の時効は10年でした），**可能であればそれ以上**，記録を保存することが望ましいといえるでしょう．

2 裁判において看護記録が重視される理由

「訴訟のゆくえは看護記録にかかっている」と言われることがあります．皆さんが日々作成する看護記録が，後々の裁判においてそれほどに重要視されていることについて，なかなかイメージがわかないかもしれません．そこで，本項目では具体例をあげながら，なぜ裁判において看護記録が重視されるのかを解説します．

裁判で看護記録がなぜ重視されるのか

1 客観的な資料（文書）である看護記録は証言より価値ある証拠となる

ある患者さんが，病院内で転倒して怪我をしてしまい，裁判になったとします．裁判では，転倒の責任が誰にあるかが問題となりました．裁判で患者さんは，「私は医師から安静の指示なんて受けていない．だから，転倒して怪我をした責任は病院側にある」と主張しています．そうすると，病院側は医師が安静の指示を出していたことを主張・立証しなければなりません．

まず，医師が安静の指示を出していたことを証明する手段として考えられるのは，当事者である**医師や看護師の証言**です．裁判で，医師が「私は安静の指示を出していました」と証言したり，看護師が「○○先生が患者に対し，安静にするように伝えていました」などと証言したりすると，もちろんこれも一つの証拠になります．

しかしながら，多くの場合，この証言だけで裁判所にすぐに信用してもらうことはできません．なぜでしょうか．「安静の指示を出していた」という医療者の証言は，患者さんの言い分と真っ向から対立しているためです．2つの異なる証言がある場合にどちらを信用し採用するか．これはとても難しい問題です．

そこで重要になるのが，**医師や看護師の証言を裏づける診療録や看護記録といった客観的な資料（文書）**です．事故当時に作成された看護記録に，医師の安静指示の記載があれば，その記録が改ざんされたなどの例外的な事情がないかぎり，その指示があった事実が強く推認されることになります．人の記憶は時が経てばあいまいになりますし，嘘を述べることもできてしまいますが，記録は，作成当時のものが保存されているかぎり，そのような心配はありません．だからこそ，文書である記録は，証言より価値ある証拠とされるのです（➡**もっと詳しく⑧**）．

正確な証言のためにも看護記録は不可欠

たとえば，医療事故が発生してから数年経った後に，「事故発生日のことを詳しく思い出して話してください」と言われたとします．

その場合，なんとなくは覚えているかもしれませんが，事故が発生した時刻やその後の時間の経過，事故後の状況，医療者の発言や行為，患者さんの反応などを正確に思い出すことは困難だと思います．そのような状況では，嘘をつくつもりはなくても，事実とは異なる証言をしてしまったり，後から入ってきた情報を真実だと思い込んで間違った証言をしてしまったりすることがあります．証言はそれだけ危ういものであるということです．

他方で，看護記録に事故当時のことがもれなく記載されていれば，その記録を見ることで記憶が喚起され，裁判などにおいて正確かつ詳細に証言を行うことができるようになります．このように，看護記録は皆さんを助けるものにもなるということです．

2 看護記録は他の記録とは異なり「時系列」で書かれている

医療機関には，カルテや他職種が書く記録など，看護記録以外にもさまざまな文書があります．そのなかで，なぜ看護記録が重視されるのでしょうか．その理由は**「時系列で書かれていること」**にあります．つまり，時間の経過を追って書かれているということです．看護記録を見れば，どの時点でどのような症状があり，それに対してどのような対応をしたのか，あるいはしなかったのかがわかるのです．

では，実際の裁判において看護記録が証拠として重要視された例を一つ紹介します．

裁判例

術中の気道閉塞により重度の低酸素脳症に陥って死亡した事例

左頸部膿瘍切開排膿手術を受けた患者が，手術の際に気道閉塞に陥り，重度の低酸素脳症に陥って植物状態になり死亡した．そこで，患者家族が，「担当医師には気管切開などを行うべき時期が遅れた過失がある」と主張して損害賠償を請求した．

（札幌地方裁判所　平成 20 年 1 月 30 日判決　判例タイムズ 1281 号 257 頁）

この裁判では，結論として「医師に過失はなかった」と判断されましたが，裁判の過程において，**「手術室看護記録」と麻酔科医の作成する「麻酔記録」の齟齬（食い違い）**が問題となっています．具体的には，手術室内における診療経過に関して，気管切開や心マッサージの開始・終了時刻などの記載内容が一致していなかったのです．患者さん側は，「手術室看護記録の記載は信用性が低く，特に時刻の記載は不正確である」と主張しました．なお，この病院の手術室看護記録と麻酔記録の形式はそれぞれ次のようなものでした．

- **手術室看護記録**：患者名，記録者名などの記載欄に続いて，「時刻」，「バイタル及び処置」，「術中経過」の各欄が設けられており，手術の際における患者のバイタルサインや処置内容，手術の経過などをその時刻とともに自由に記載する形式．

・**麻酔記録**：薬剤などの投与や血圧・脈拍などの変化について，その投与などの時刻や数値をチェック方式で表示できる方眼紙形式の部分が設けられている．その部分の横軸は1目盛り（1目盛りの幅は約3mm）を5分間として使用することを前提に1時間ごとの時刻が記載されている．

裁判所は，これらの記録の食い違いについてどのように判断したのでしょうか．裁判所は，次に示す手術室看護記録の作成経緯，体裁，内容などをすべて考慮したうえで，看護記録の記載内容は，処置などが行われた順序のみならず，その時刻についても正確であると判断しました．

▫本件手術室看護記録は，記録作成の経験が豊富なA看護師が1人で作成したものであること
▫A看護師は，本件手術の間接介助者であり，手術室看護記録の作成は，麻酔導入の介助とともに間接介助者の主要な業務であること
▫A看護師は，腕にはりつけたテープに手術経過などを記載していた時間帯を含め，医師の行った処置の内容などを**時系列にしたがって**本件手術室看護記録に記載したこと
▫本件手術室看護記録中に記載された時刻については，**処置などが行われる都度**，A看護師が本件モニターの時刻を確認して記載したものであること
▫本件手術室看護記録には，**外形上も特に改ざんなどを疑わせる不自然な点がみられないこと**
▫本件手術室看護記録の**記載内容が具体的で細かな時刻が記入**されていること　など

ちなみに，この裁判例では，医師が作成した麻酔記録について次のように判断しています．

▫麻酔記録は，基本的には，麻酔科医が，処置の合間を縫って自ら記載するものであり，麻酔記録の作成に専従する者は存在しない．
▫麻酔記録については，本件手術室看護記録とは異なり，作成者が処置のなされた時刻などをメモしていたという事情もうかがわれない．
▫仮に，同医師らが処置などの都度記入したものであるとしても，緊急状況下で，救急救命処置の合間を縫って記入したと考えざるを得ない．
▫以上に照らせば，その記載内容については，処置などの行われた順序はともかく，その時刻，時間については必ずしも正確性が十分に担保されているとは言いがたい．

これは，医師の記録を問題視しているのではなく，おそらく，チーム医療における役割分担として，正確な記録をできる状況にあったのが看護師であったことが重視されているのでしょう．

この裁判例において，看護記録の記載が正確であると判断された理由として，次のような点があげられます．私たちが記録を書くうえでも参考になります．

・時系列に従って記載されていること
・処置が行われたらすぐに記載されていること
・形式的に改ざんなどが疑われないこと（空行や修正液などによる修正箇所が存在していないこと）
・具体的かつ詳細に記載されていること

時系列に従って記載された記録の重要性は先に述べたとおりですが，処置が行われた後すぐに記載をすることも重要です．時間の経過とともに記憶が薄れ，記載内容の信用性は低下する危険性があるため，できるかぎり記憶が鮮明な早い段階で記録をするように心がけましょう．

また，形式的に改ざんが疑われないようにすることも重要です．紙の記録用紙を使用している場合は，「行をあけない（空行を作らない）」「修正液を使わない」など，基本的なルールを徹底しましょう．

看護記録についての裁判所の見解

では，結局のところ，裁判所は看護記録をどのようなものであると考えているのでしょうか．おそらく，「**看護職という専門職が，事実関係を時系列に整理したうえで記載した信頼性の高い記録**」とみているように思います．

全身麻酔下で腰椎椎弓切除術を受けた患者さんが，術後に低酸素性脳症を発症して植物状態に陥り損害賠償を請求した事案（宮崎地方裁判所　平成26年7月2日判決　判例時報2238号79頁）で，裁判所は看護記録について次のように判示しています．

> 看護記録は，医療従事者である看護師によって**看護行為の過程で規則的，経時的に作成**されるもの．それが後日改変されたと認められる特段の事情がない限り，**その内容どおりの事実があった**と認めるのが相当である．

つまり，裁判において看護記録は重要な証拠となり，看護記録に記載があれば，その内容どおりの事実があったと認められる可能性が高いということになります．もっとも，注意しなければならないのは，これはどのような看護記録でも信用されるということではなく，「**看護記録が看護行為の過程で規則的・経時的に作成されていること**」「**改ざんなどが疑われていないこと**」が必要になります．

最近は少なくなりましたが，医療事故発生後の記録が，経時的にではなくサマリーのようにまとめて記載されてしまっている記録を目にすることがあります．このような記録では，「いつ何が起こったのか」「いつ何をしたのか」などがわからず，その記録から事実を認定することができません．医療事故発生後の記録は決してまとめず，分単位で時間に沿って記載するようにしましょう（詳しくはp.159～163参照）．

また，形式などの面で改ざんが疑われるようでは，証拠としての価値がなくなってしまいますので，院内の記録の記載基準に従った記録を心がけましょう．

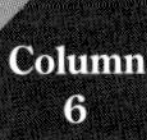
Column
6

患者さんが書いたメモや日記の「証拠」としての価値

皆さんが担当する患者さんのなかにも，自身の訴えた内容やそれに対する医療者の言動，実際に受けた医療行為や看護行為の内容，検査結果などを詳しくメモや日記に残している方がいらっしゃるのではないでしょうか．このような患者さんのメモや日記には，どのような価値があるでしょうか．これらのメモや日記も，日々の医療行為や看護行為が行われるなかで患者さんがその都度書いたものでしょうし，その多くは紛争発生前に書かれたものですから，一定期間が経過した後の裁判での証言より，証拠としての価値が認められる場合があります．

それでは，医療者の記載する診療記録と比べると，その証拠としての価値はどのようなものでしょうか．診療記録のうち，医師の記載する診療録（カルテ）は，医師法 24 条により医師にはその作成が義務づけられていますし，虚偽の記載をすることで刑事上の制裁などを受ける可能性があります．何より専門家である医師が作成するものですから，患者さんのメモや日記よりも証拠としての価値が高いと考えられています．

看護記録については，看護師に記載が義務づけられてはいませんが，虚偽の記載をすることで刑事上の制裁を受ける可能性がある点では診療録と同じです．また，看護師も専門的な知識に基づき看護記録を記載しますので，診療録と同様の価値が認められるものと考えます．

では，患者さんのメモしかない場合はどうでしょうか．行為当時に作成された患者さんのメモと，一定期間経過した後の裁判における医療者の証言では，どちらのほうが信用できるか，これは難しい問題です．

重要な事実についての記録が患者さんのメモしかないという状況にならないためにも，医療事故発生時や患者さんの急変時などには必ず記録を行うとともに，落ち着いた段階で重要な点について記載もれがないかなどを確認するようにしましょう．

信用性の高い看護記録を
作成することは
患者さんにとっても，
私たち医療者にとっても
大切なのね！

3 看護記録が役立った裁判例

ここでは，看護記録に時系列に沿って詳細な記載がなされていたことで，裁判において「医療者に過失がない」との判断につながったとみられる実際の裁判例を紹介します．

看護記録によって，「予見できなかった事故」と認められた事例

裁判例

入院中の患者が病室から飛び降り，死亡した事例

統合失調症で入院していたＡさんが，５階の病室内の窓ガラスを割って飛び降りて自殺をしてしまった．Ａさんの家族は，「Ａが死亡したのは，病院側がＡの自殺を予見（予測）できたにもかかわらず適切な措置をとらなかったからだ」などと主張して，病院側に対し損害賠償を請求した．

（広島地方裁判所　平成 16 年３月 31 日判決　裁判所ウェブサイト）

ここで問題となったのは，「**病院側がＡさんの自殺を予見できたかどうか**」です．過失については第１章（p.10 ～ 11）で説明しましたが，この裁判例では，過失，すなわち看護師に求められる注意義務のうち，看護師が危険な結果の発生を予見する義務に違反したのではないかということが争われました．患者側と病院側のそれぞれの主張は次のとおりです．

「医師・看護師は本件事故を予見できた」

入院診療録（カルテ）や看護記録には，あまりにも簡略な記載しかなく，Ａの病状や行動についての詳細かつ正確な記載がなされているとはいい難い．
よって，看護記録に本件事故の兆候の記載がなかったからといって，医師・看護師らが本件事故を予見できる状況になかったとはいえない．

「（事故は）およそ予見できるものではなかった」

看護記録には約３時間毎の観察に基づく詳細な記載がなされており，そこに自殺の危険性の兆候を示す記載がないことは，Ａにそのような兆候がなかったことを意味する．自殺行為の危険性の兆候が認められない自殺行為の場合については，およそ予見できない．

それでは，裁判所はどのように判断したのでしょうか．

裁判所は，結論として「**病院側にはAの自殺についての予見可能性・結果回避可能性はなく，過失は認められない**」と判示しました．その判断の過程で，看護記録について次のように述べられています．

> 本件の看護記録は，おおよそ**2～3時間ごとに患者AのS（主訴），O（客観状況），A（評価），P（計画）に従って，詳細な記載がなされている**から，記載が簡潔に過ぎるということはない．入院診療録は，若干簡潔に過ぎるきらいはあるが，本件においてはチーム医療がとられ，看護記録・医師指示簿と一体としてみれば患者の症状が具体的に把握でき，入院診療録に記載がないことは，患者に重篤な症状の変化がなかったと考えるのが相当である．

「異常がないから記録しない」ではなく「異常がないこと」を記載しましょう

本件では，主治医の診察時の観察のほか，病棟の看護師が一定時間ごとに巡回し，一定時間ごとの検温や服薬の際に患者さんの状態を観察して看護記録に詳細に記載していました．そして，その記録には自殺の危険性の兆候を示す記載がありませんでした．すなわち，異常がないことをしっかり記載していたということになります．この看護記録によって，病院側の「患者さんの自殺を予見することができなかった」，つまり過失がないという主張が認められました．

皆さんも，「異常がないから記録しない」ではなく，「**異常がないこと**」（**異常がないと判断した根拠**）を記載するようにしましょう（■Column 7）．

看護記録が重視される2つの理由

看護記録が重視される理由として，以下の二点があげられます．

- **文書であること**
- **時系列で書かれていること**

裁判において看護記録は，おそらく皆さんが考えているよりもはるかに重要な証拠として扱われています．このことは，実際の裁判例において，看護記録の記載がそのまま引用され，基礎的な事実の認定に使われていることが多いことからも明らかです．

もっとも，重要であるからこそ，その記載に不備があると，裁判で不利な立場に立たされてしまう可能性もあります．次の項目では，裁判で問題となった看護記録を紹介していきます．

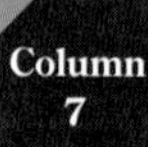

Column 7 多忙な臨床現場で，「異常がないこと」をどこまで記録するか

「異常がない場合の記録はしなくてもよいでしょうか？」
ある講演会場で，参加者の方からこのような質問を受けたことがあります．
よくよくお話をうかがってみると，相談者の方が働く病院では，看護記録を書くことが残業の原因になるなど大きな負担になっていたため，病院で検討を重ねた結果，「異常がない場合の記録はしなくてよい」というルールを作ったそうです．ただ，相談者の方は本当にそれでよいのか不安に感じているとのことでした．

ある調査によると，看護師は業務時間の２～３割を記録に費やしているともいわれていますから，この悩みは相談者の方の病院だけの問題ではないでしょう．実際，いろいろなところで同じような質問が寄せられます．
この質問に対して私は，「必ずしもそれでよいとは言いきれない」と答えました．このような煮えきらない回答となる理由は，臨床現場の忙しさが手に取るようにわかるからです．「できるかぎり記録を減らして患者さんのもとに行きたい」という気持ちもよくわかります．しかし，決して「それでいいですよ」ともお答えできなかったのは，先に紹介した裁判例のように，異常がなかったことを証明しなければならない場合があるからです．
たとえば，ある患者さんがベッドから転落し頭を打ち，その翌日に，急性硬膜下血腫により亡くなられたとします．患者さんの家族からは，「看護師は患者が事故後にいびき様の呼吸をしていることに気づいていたにもかかわらず医師に報告しなかった」と言われてしまいました．
この場合，巡回時に異常がなかったことを確認していた看護師としては「事故後に巡回して観察したが，異常がなかった」と主張したいところですが，「異常がない場合は記録しない」というルールを徹底してしまうと，看護師の証言を裏づける文書がないということになってしまいます．
異常がない場合にどこまで記録するかは大変難しい問題です．「すべての場合に記録に残す必要がある」というのも現実的な見解ではありません．看護現場の状況を考慮したうえで今，言えることは，少なくとも，事故後の患者さんや急変があった患者さんなど，まだ変動がありそうで，注意して観察しなければならない患者さんについては，異常がない場合にも記録に残す必要があるということです．
なお，通常は事故や急変があることを想定していないため，患者さんに異常が認められた時点では，その時点までの巡回の記録などがなされていない場合があるでしょう．このような場合には特に，異常がなかった最後の時点を記録することなどがとても重要ですので，必ず追記をしてください．事実を書くことは改ざんではありませんから，必要な事実は必ず追記をする必要があります．

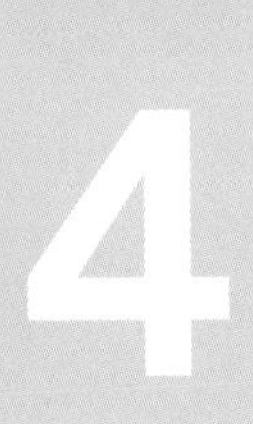

裁判で問題となった看護記録

前項では，裁判において看護記録が役立った例を通して，看護記録の重要性をお伝えしましたが，本項では反対に，裁判において看護記録が問題となった事例を，以下のような類型に分けて解説します．

- **看護記録に記載がない，もしくは記載が不十分**
- **看護記録に改ざんがある，もしくは改ざんが疑われる**
- **看護記録と他の記録の内容に不一致がある**
- **事実が客観的に記録されていない**
- **その他ー電子カルテ特有の問題**

では，実際の裁判例をみていきましょう．

看護記録に記載がない，もしくは記載が不十分

先に述べたとおり，医療訴訟において看護記録は，「医療従事者である看護師によって看護行為の過程で規則的，経時的に作成されるもの．それが後日改変されたと認められる特段の事情がない限り，**その内容どおりの事実があったと認めるのが相当**」（宮崎地方裁判所　平成26年7月2日判決　判例時報2238号79頁）であるとされています．

したがって，裁判において患者さん側の主張が看護記録の内容と異なる場合には，医療機関側の主張が真実であると判断される可能性が高いといえます．しかし，これは同時に，**医療機関側も，看護記録とは異なる事実を主張した場合に，特段の事情がないかぎり，裁判所に認めてもらうことが難しい**ことを意味しています．

そこで問題になるのが，**必要なことが書かれていない看護記録**です．たとえば，看護記録にバイタルサインの測定や巡回，体位変換（体位交換）などの記録がないことがあります．このような場合，「看護記録に記載はないが，これらの行為を行った」と主張することは大変困難です．裁判では，これらの行為を行ったこと自体が否定されてしまうことがあります．つまり，**「記録がない」=「やっていない」と判断されてしまう可能性がある**ということです．「記録がない」=「やっていない」と判断されてしまった裁判例はたくさんありますが，一例をご紹介します．

裁判例

術後に鎮咳去痰剤を投与された患者が呼吸停止により死亡した事例

2 歳の男児 A が，陰嚢水腫の手術後，半覚醒状態のところに鎮咳去痰剤アスベリンとペリアクチンを経口投与された．その後，男児 A は喉頭痙攣を引き起こし，呼吸停止により死亡した．

(広島地方裁判所　平成 6 年 12 月 19 日判決　判例時報 1555 号 101 頁)

A の両親は，「看護師らが術後の経過観察を怠り，異常に気づくのが遅れて息子 A が死亡した」と主張しました．それに対し，病院側は，「手術室からの帰室後，看護師らは頻回にわたって患者の経過観察のために病室を訪れ，患者の状況に異常がないかについての監視を続けていた」と反論しました．しかし，病院側の主張を裏づける記録はありませんでした．

本件で看護師が術後の経過観察を適切に行ったかどうかについて，裁判所は次のように判断しました．

> 患者の担当医は，「看護婦は巡回の都度，バイタルサインの検査はしたが，問題がなかったので記録していないものである」と供述するが，看護記録などにそれに見合うバイタルサインの記載がない本件の証拠関係の下において，他に右の点（筆者註：担当医の供述）を客観的に裏付ける資料がない以上，看護婦がバイタルサインの検査を実際に行ったものと認定することは困難というべきである．

裁判で，看護師が証言をすると，裁判所は必ずその証言が信用できるかを判断するために，証言内容を裏づける証拠を探すことになります．その時に看護記録があれば，看護師の証言は「信用できる」と判断され，その証言に基づいた事実が認定される可能性が高まります（**「記録がある」＝「やったこと」**）．反対に，看護師の証言を裏づける記録がないと，この裁判例のように，**「記録がない」＝「やっていない」**と判断されてしまう危険性があります．

また，この事例では，担当医が「看護師は，検査はしたが異常がないから記載をしていない」と主張していますので，**「異常がない場合の記録」**についても考えなくてはいけません（p.46 の■Column 7 参照）．この患者さんは術後の経過観察中であり，まだ変動がありうる患者さんとして，異常がない場合でもバイタルサインの検査結果などを記載する必要があるでしょう．

看護記録は，「自分たちが適切な看護を提供していたこと」を証明するもっとも有効な「証拠」です．行ったことはしっかり記載するようにしましょう．

看護記録に改ざんがある，もしくは改ざんが疑われる

繰り返しになりますが，看護記録は，「医療従事者である看護師によって看護行為の過程で規則的，経時的に作成されるもの．**それが後日改変されたと認められる特段の事情がない限り**，その内容どおりの事実があったと認めるのが相当」（宮崎地方裁判所　平成 26 年 7 月 2 日判決　判例時報

2238号79頁）であるとされています．

看護記録に記載された内容が事実であると認められるためには，「後日改変されたと認められる事情」があってはいけないということです．つまり，**看護記録の一部に改ざんがあったり，改ざんが疑われるような記載があったりすると，看護記録の記載全体の信用性がなくなってしまいます．**ここで注意していただきたいのは，改ざんされたのが**一部**だとしても，**記録全体の信用性**が落ちてしまうということです．同様に，その改ざんをした看護師などの証言もすべて信用性がなくなってしまう危険性があります．なぜなら，記録を一部でも改ざんする人（嘘をつく人）が，他の部分を正しく記録・証言するとは考えにくいからです．なお，看護師が改ざんをした場合に負う可能性がある責任については，Column 4（p.32）をご参照ください．

裁判においては，患者さんから診療録（カルテ）や看護記録の改ざんを主張されることがあります．改ざんが問題となった事例としては以下のようなものがあります．

- **重要な部分が消しゴムや修正液で消されている事例**
- **行間に加筆されている事例**
- **明らかに他の箇所と異なる字体で書かれた事例**
- **文章の書きぶりが前後の近接した時期と大きく異なる事例**
- **不自然に「異常がないこと」が繰り返し記載されている事例　など**

少し古い裁判例ですが，看護記録の改ざんが疑われた事例を紹介します．

裁判例

破水により入院した妊婦への陣痛促進・分娩誘発により過強陣痛・子宮破裂をきたし，子宮全摘となった事例

破水により入院した経産婦（40歳）の分娩介助を行うにあたり，メトロイリンテルを併用して子宮頸管の成熟促進を図りながら陣痛促進剤を使用したところ，過強陣痛および子宮破裂をきたし，最終的に子宮を全摘せざるをえなくなった．

（函館地方裁判所　平成7年3月23日判決　判例時報1560号128頁）

この事例では，看護記録にある問題点がありました．追記の方法に少し不自然な点があったのです．判決文では看護記録に対し以下のような指摘がなされました．

> 4月10日午後1時の欄において，「間欠1'30"～1'」は，明らかに上（CX6～7cm）下（KHT12all）各行の記載がされた後，その間の線上に加筆されたものであり，また，大きい数値から小さい数値に「～」がわたっている記載例は他にない上，他の記載例では「間欠」が必ず「発作」と組になって記載されているのに，ここだけは「発作」の記載がない．

患者さん側は，「看護記録の記載に不審な点が多く，改ざんがなされた可能性がある．病院側は，午後1時に過強陣痛があったのを隠すために加筆した」と主張しました．それに対して，病院側は

「午後1時の2行の記載を終えた直後，間欠の記載を忘れていたことに気づき，書き加えた」と反論しました．そして裁判所は，看護記録の信用性について次のように判断しました．

> 激痛（過強陣痛）が起こったのが午後1時ころであると主張する**患者にとっては，病院側が，加筆により，激痛が起こった時刻を故意に遅らせ，責任逃れをしようとしていると不信感を募らせるのも，理解できないことではない**．
> しかしながら，児心音の正常を示す「KHT12all」の記載には改ざんのあとがなく，これも過強陣痛を否定する大きな要素であり，その上に間欠の正常のみを書き込んでもあまり意味はないと思われること，真に改ざんを企図するなら，不自然な記載をあえてするとは考えにくいことなどからすると，意図的な改ざんと断定することはできない．

このように裁判所は，追記部分以外の記載などを考慮して，結局，改ざんがあったとは判断しませんでした．もっとも，不自然な追記により不信感を募らせた患者側にも一定の理解を示しています．

本事例のように，看護記録に追記や修正がなされたことにより，改ざんが疑われた事例は多くあります．なるべく追記や修正のない記録とすべきですが，看護師は日々の忙しい業務のなかで並行して記録をしているため，書きもれや書き間違いがあるのは仕方のないことです．このような場合に，改ざんを疑われないようにするためにはどうすればよいでしょうか．

まず，**記録に関する記載基準を作成**し，そのなかで追記や修正の方法を定めておくこと，そのうえで，その**記載基準に従って追記や修正を行う**ことが重要です（具体的な方法についてはp.149～150参照のこと）．**記載内容は慎重に検討**し，今回の事例のように通常は小さい数値から大きい数値に「～」がわたって記載しているにもかかわらず，追記した部分だけ逆になっているというように，**追記の部分だけ他の場所と書き方が異なるといったことがないように**しましょう．

追記や修正をした部分は，後からとても注目される可能性があることを意識し，適切な方法で適切な内容の記録をするようにしてください．

看護記録と他の記録の内容に不一致がある

先に述べたとおり，「看護記録がない」ことは大きな問題ですが，仮に，看護記録があったとしても，他の記録の内容との不一致があると，記録がない場合と同じくらい大きな問題が生じます．

まず，看護記録と他の記録に不一致があった場合の一番の弊害は，**裁判で看護記録に書いてある内容が事実と認められない危険性**があることです．なぜなら，本来は一つしかないはずの事実について，2種類の異なる内容の記録があると，裁判所は「どちらの記録が正しいかわからないので，どちらも証拠として採用しない」と判断してしまうことがありうるのです．このように判断されてしまうと，どちらか一方は正確に書かれた記録であった可能性があるにもかかわらず証拠として採用されないことになり，記録した意味がなくなってしまいます．

2つ目の弊害は，記録間の不一致があると，**紛争の激化につながる危険性がある**ことです．たいてい医療機関側，患者さん側ともに，自分にとって有利なほうの記録を根拠に主張をするため，記録の不一致があると主張がかみ合わず，紛争が長引きます．

さらに，患者さんやそのご家族は，記録の不一致があるという事実自体から，その医療機関の医療や看護の質に疑問を抱き，それが不信感につながっていきます．ひとたび患者さん側が医療者側に不信感を抱いてしまうと，信頼関係が崩れ，医療者のすべての行為に疑問をもたれてしまうことにもなりかねません．

こちらも少し古い裁判例ですが，記録の不一致が問題となった事例を紹介しましょう．

裁判例

不妊治療のための検査・癒着剥離術を受けていた患者が術中に低酸素脳症に陥り死亡した事例

不妊症の治療のため，腹腔鏡検査および腹腔鏡を用いた癒着剥離術を受けていた患者Aが，術中に循環不全，呼吸不全を起こし，その結果，低酸素脳症に陥り死亡した．

（札幌地方裁判所　平成13年12月13日判決　裁判所ウェブサイト）

本件では，麻酔科の上級医（G医師）の手術室到着時刻に関して，**カルテと看護記録に不一致**があったことが問題になりました．

- **患者さん側の主張**……**看護記録**の「**午前10時40分**にG医師来室」との記載をもとに，「患者の状態変化時に，麻酔科医の手術室到着が遅かった」と主張．
- **病院側の主張**……**カルテ**の記載をもとに，「午前10時25分ころ患者のSaO_2が97に低下したときに，I医師がJ看護婦を通じてG医師に来室を求めたが，このときG医師は麻酔センターにおらず，午前10時30分前後にL医師が来室し，**午前10時35分**にG医師が来室した」と主張．

裁判所は，麻酔科の上級医（G医師）の手術室到着時刻について次のように判断しました〔本件ではまず，1）J看護師がI医師から依頼されて，麻酔科の上級医であるG医師を呼び，その後，2）G医師が来室したという流れがあるため，判決文はその2つの時間についてそれぞれ検討しています〕．

1）J看護師が，I医師からG医師を呼ぶように依頼された時間について

- J看護婦は8月20日の病状説明会において，「I医師からG医師を呼ぶように依頼されたが，その前に患者の状態を確認した時には何ら異常はなく，I医師に依頼されてから事態が急変し，手術室へ来室を求める連絡の後はすぐに人が集まった」と述べている．J看護婦の病状説明会における供述は，本件手術直後のものであって信用性が高い．
- J看護婦の上記供述によれば，J看護婦がI医師にG医師を呼ぶよう依頼されたのは，J看護婦がAのバイタルサインを確認してもAに特段の異常を認めなかった午前10時30分（**看護記録**の記載から認められる）よりも後であると認められる．
- 以上から，J看護婦がI医師にG医師を呼ぶよう依頼され，G医師を呼んだのは，午前10時30分の後のことである．

2）G医師の来室時刻について

- カルテの午前10時35分の段落には，最初にG医師来室との記載があり，I・G医師も，G医師の来室時刻は午前10時35分であった旨の証言をする．
- **麻酔記録**によれば，麻酔科担当医は，午前10時38分ころ，麻酔薬，笑気の投与を中止して，100パーセント酸素による換気を行ったことが認められるが，この処置は，すでに来室していたG医師の指示に基づくことは，I医師の証言からも明らかである．
- したがって，G医師が来室したのは，**午前10時35分前後**であると認められる．**看護記録**には午前10時40分にG医師来室との記載があるが，採用することができない．

（判決文から必要部分を抜粋し筆者編集）

本件では，カルテと看護記録に不一致がありましたが，最終的にカルテに記載された内容に基づき事実の認定がされています．裁判所は，看護師や医師の証言およびそれを裏づける証拠を用いて詳細に事実を認定していますが，この作業には時間と労力がかかります（すなわち，紛争の長期化につながった可能性があります）．

本件では，看護師は意図的に虚偽を記載したのではなく，おそらく患者さんに急変が起こり，事実関係が錯綜するなかで記録をしたことにより，事実とは異なる時間の記載がなされ，カルテとの不一致が生じたのだと思います．

そこで，皆さんに考えていただきたいことは，看護記録の記載で求められる「適時の記録」とはいつのことを指すかです．通常は，業務を行ったら遅滞なく記載することが必要であることは言うまでもありませんが，本件のような急変時や医療事故発生時には，現場が混乱し事実関係も錯綜しています．このような場合には，ある程度，状況が落ち着いてから，その場にいた医療者全員で相互に事実を確認しながら記録することが必要だと考えます．おそらく，これが「適時」ということになるのでしょう．

もう一つ重要なことは，急変時や医療事故発生時の記録は，後から必ず見直しを行うことです．その際，**「誤りは修正し，必要な事実は追記する」**．これを行うことで記録の不一致を減らし，必要な事実をもれなく記載することができます（医療事故発生時の記録についてはp.159～163参照）．

事実が客観的に記録されていない

記録があったしても，看護師の主観的な記録や日記のような記録では意味がありません．もちろん，患者さんの発言や状況，実施した処置・ケアの内容，検査結果，家族の話など，必要な事実を記載したうえで，それらの事実から適切に推測できる意見であれば，アセスメントとして記載することは可能ですが，これをSOAPのO情報，すなわち事実として記載することはできません．

とはいえ，客観的に記載することは，意識をしていないとなかなか難しいものです．たとえば「呼吸状態悪化」という記載は，事実ではなく評価です．看護師が患者さんのバイタルサインや呼吸の状態などをもとに，呼吸状態が悪化していると評価しているのです．そのため，「呼吸状態悪化」

と記載する場合には，**必ずその評価の前提となる事実を記載しなければなりません**.

評価の記載だけではなぜ不十分なのでしょうか．それは，評価しか記載されていない場合，その記録から実際の患者さんの状態を読み取ることができないからです．すなわち，次に勤務をする看護師や看護記録を読む医師などの他職種に適切な情報が伝わりません．

紛争防止という観点からみても，後々，患者さんの当時の状況が問題となった時に，事実の記載がないと，その看護師の判断が正しかったかどうかを検証することができず，医療機関側の対応が「正しかった」と主張できなくなってしまうことも考えられます．

また，看護師が安易に単なる憶測を記載してしまうこともあります．憶測に基づく記載がなされると，下記の裁判例のように患者さん側からそのような事実があったことを前提に医療機関側の責任が追及されることがあります．

裁判例

重度の抑うつ状態で入院中の患者が院内で自殺をしてしまった事例

重度の抑うつ状態で閉鎖病棟に入院中の患者が，ある日，病院のトイレの個室内で自殺をしてしまった．看護師は，患者が亡くなる前に本人から「入院してから今が一番つらい」と聞いたことから，看護記録に「『入院してから今が一番つらい』と話される，希死念慮・・・出てきている」と記載していた．

（大阪高等裁判所　平成25年12月11日判決　判例時報2213号43頁）

本件の裁判で患者さんの遺族は，この看護記録の記載があった時点で「看護師らは，患者に強い自殺念慮があったことを認識し，または認識できたのであり，患者に自殺の具体的危険が切迫していることの認識があった（「看護師らは自殺を予見できた」という主張です）．よって，自殺防止対策をとるべきであった」と主張しました．

本件について，裁判所はどのように判断したのでしょうか．

看護記録の記載は，**患者の発言を聞いた看護師が，患者に希死念慮が出てきているのではないかと考えて記載をしたもの**であって，主治医が同日に患者を診断したところでは希死念慮は認められなかったのであるから，看護記録の記載をもって患者に希死念慮が認められたということはできない．

この事例では，看護師が看護記録を記載した当日に，医師も患者を診察しており，そのカルテには「希死念慮が認められる」との記載がなかったため，裁判所は病院側の過失を否定しました．しかし，看護師が適切に記録をしていれば，患者さん側のこのような主張にはつながらなかった可能性があります．

本件の客観的な事実は，「患者さんが『入院してから今が一番つらい』と発言した」ということであり，希死念慮が出てきているというのは看護師の主観的な見解にすぎません．この点，本判決の第一審も，「病院に入院後，本件自殺に至るまで，『入院してから今が一番つらい』と発言したことはあったものの，これは明確な希死念慮の表明とまではいえない」と判断しています．もちろん，看護師が，患者さんの発言だけではなく，その他のすべての情報を適切にアセスメントしたうえで記載するのであれば問題はありませんが，患者さんの発言のみを根拠に，安易に「希死念慮・・・出てきている」とまるで事実であるかのように記載することには問題があります．

その他にも，裁判例のなかには，看護師が医師の処置の内容などを誤解して，実際の患者さんにはない症状について「あった」と判断して記録をした事例や，医師の手技に過失があったと判断して「○○（医師の手技）による損傷と思われる」などと記載してしまった事例が問題となっています．いずれも，看護師の主観的な判断による記録が，その後の紛争を招いています．

また，看護師が「脱水の影響心配」と記載したことで（実際は患者さんに脱水はない事例），患者さん側から，脱水に対処しなかったことを問題にされてしまった事例もあります．

正しい情報を共有するという視点，紛争防止という視点から，事実を客観的に記載することはとても重要です．皆さんも，自身の看護記録は事実を適切に記載できているか，主観的な記録になっていないかを確認するようにしてください．

その他―電子カルテ特有の問題

電子カルテは，基本的にすべての履歴が残るため，改ざんが行われにくいと考えられています．裁判所も，患者さんがベッドから転落して急性硬膜下血腫により死亡した事案において，電子カルテについて次のように説明しています．

> 本件電子カルテは，入力開始時期が自動的に記録され，当該時刻を改変し又は操作することはできない仕組みである．
>
> （岡山地方裁判所　平成 26 年 1 月 28 日判決　判例時報 2214 号 99 頁）

電子カルテ特有の問題として，自分以外の人がログインした画面で入力をしてしまった事例などがあります．これは，後々，記録を見ても行為をした人がわからないという大きな問題を生じさせるため注意が必要です．**入力前に，必ず自分がログインした画面で入力をしているかを確認**するようにしてください（☞Column 8）．

おわりに

本項で紹介した裁判例以外にも，医療事故発生後，紛争後に修正された看護記録の記載内容が「信用できない」と判断された事例，看護記録を記載した看護師の医学・看護知識が非常に乏しいことが裁判で明らかになり，その看護師が書いた看護記録は「信用できない」と判断された事例など，看護記録が問題となったさまざまな事例があります．

すべての事例を紹介することはできませんでしたが，裁判において比較的問題となることの多い事例を取り上げました．ぜひ参考にしてください．

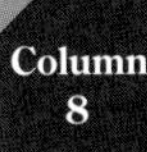

Column 8 その画面，目の前の患者さんのカルテ画面ですか？

電子カルテの入力前には，必ず自分がログインした画面かどうかを確認する必要があるとお伝えしましたが，もう一つ確認していただきたいことがあります．それは，今開いている入力画面が目の前の患者さんのカルテの画面かどうかです．

多くの患者さんが受診する外来などで起こりがちですが，医師が前の患者さんの診察を終えた後に，電子カルテを閉じ忘れ，今診察している患者さんの診察内容を前の患者さんのカルテに記入し，ときには処方箋などを発行してしまうこともあります．

別の患者さんのカルテに書くこと，それ自体大きな問題ですが，処方箋などの発行はさらに問題を大きくします．なぜなら，処方箋には氏名や年齢，使用している薬などの情報が記載されており，重要な個人情報が流出してしまうことになるからです．

このような重大なミスが起こらないように，皆さんも電子カルテなどに入力する前には，①自身がログインした画面か，②目の前の患者さんの電子カルテか，を必ず確認するようにしてください．

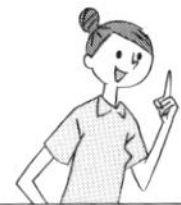

第3章のまとめ

裁判の結論をご覧いただければわかるとおり，看護記録の記載に問題があっても，結果として医療者側に過失がないと判断される事例は多くあります．たとえば，体位変換の記録がなくても，看護師の「2時間おきの体位変換がルーティンとしてなされていた」という証言をもとに，体位変換があったと認めた事例もあります（詳しくはp.99～101参照）．その意味では，看護記録も裁判所が事実を認定する証拠の一つにすぎません．

しかしながら，本章で紹介した裁判例が示すとおり，看護記録は適切に記載されれば証拠として重視され，その内容どおりの事実が認定される可能性が高いものです．適切な看護記録がないと，その他のさまざまな証拠を用いて証明をしなければならないという状況が発生し，大変な手間と労力を要します．

どうぞ皆さんには，看護記録の重要性を再度ご認識いただき，適切な記録を書くことを心がけてください．

文献

1）日本看護協会：看護記録に関する指針．p.2，日本看護協会，2018.
2）日本看護協会：看護業務基準（2016年改訂版）．日本看護協会，2016.
3）前掲1） p.3
4）前掲1） p.5
5）伊豆上智子：看護管理学習テキスト第2巻　看護サービスの質管理 2019年版．井部俊子監修，秋山智弥編，第3版，pp.228-229，日本看護協会出版会，2019.
6）厚生労働省：第11回医療安全の確保に向けた保健師助産師看護師法等のあり方に関する検討会．資料10，厚生労働省，2005.
7）厚生労働省：基本診療料の施設基準等及びその届出に関する手続きの取扱いについて．保医発0305第2号，2020（令和2）年3月5日.

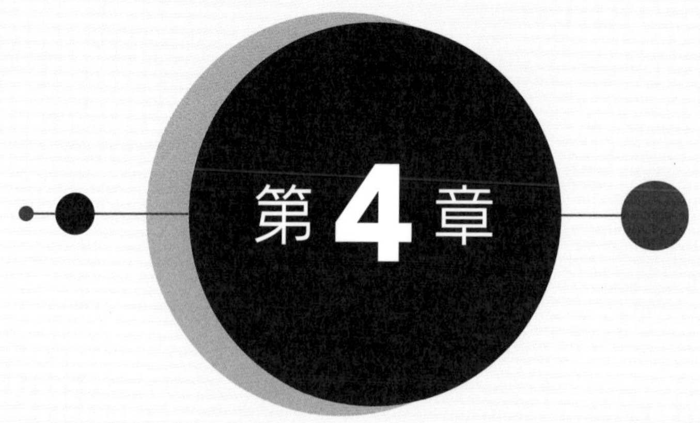

第4章

裁判例から考える 適切な看護ケアと看護記録

いよいよ本章では，「第２章　看護師の業務を確認しましょう」，「第３章　看護記録はなぜ重要なのか」で学んだ知識を前提として，過去の裁判例をみていきます．

過去の裁判例で問題となった看護職の行為や，それに対する裁判所の判断を学ぶことにより，「適切な看護ケアとは何か」，「適切な看護記録とは何か」を考えていきましょう．

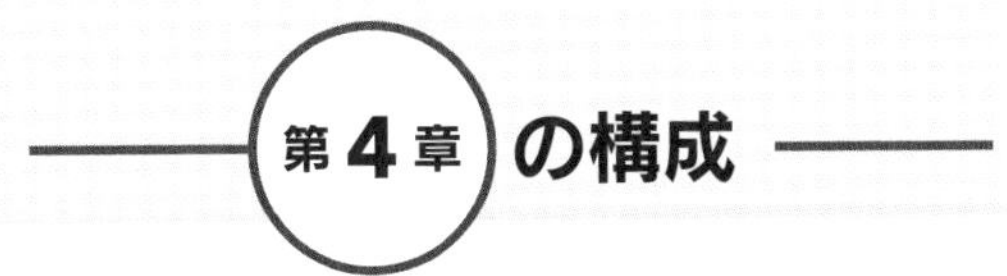

第4章の構成

本章で紹介する裁判例は，次のように，皆さんが現場で直面することが多いと考えられる場面や，身近に感じられる事例を中心としています．

1 **転倒**に関する裁判例
2 **転落**に関する裁判例
3 **身体抑制**に関する裁判例
4 **褥瘡**に関する裁判例
5 **誤嚥**に関する裁判例
6 **注射**に関する裁判例
7 **術後の経過観察**に関する裁判例
8 **アラームへの対応**に関する裁判例
9 **看護師の説明義務違反**に関する裁判例

1つのテーマ（「転倒」「転落」など）に対して，複数の事例を紹介している項目と，1事例のみ紹介している項目がありますが，各事例については，次のような流れで説明していきます．

1 事例の内容
▼
2 当事者の主張
▼
3 裁判所の判断
▼
4 裁判例から考える適切な看護ケアと看護記録
▼
5 事例の出典

本章の要点をまとめた「場面別　看護ケア・看護記録のポイント早見表」（p.164～165）もご活用ください．

1 転倒に関する裁判例

深夜の転倒事故　予測はできたか

皆さんが働いている病棟にも，転倒のリスクの高い患者さんは多くいらっしゃるのではないでしょうか．そもそも医療機関には，高齢の患者さんや，病気などの影響でめまいや麻痺などのある患者さんが多く入院していますので，「転倒の危険性があるか，ないか」と問われれば，どの患者さんについても，なんとなく「危険性がある」ような気がしてしまいます．

しかしながら，転倒事故に対するこのような漠然とした不安をもって，「看護師は転倒事故を予見することができた」とされてしまうと，すべての患者さんに対し，危険な結果の発生を回避する措置，すなわち転倒防止対策をとらなければならなくなり（過失の考え方については第 1 章 p.10 ～ 11 参照），到底，臨床現場の手に負えません．

では，危険な結果の発生（転倒事故）が**どの程度予見できる状況**であれば，**看護師にその結果を回避する義務（転倒防止対策）が発生するのでしょうか**．事例で確認していきましょう．

1 事例の内容

1）患　者

慢性腎不全などの治療のために入院した A さん（76 歳男性）

2）事例概要

深夜 3 時頃，物音を聞いた看護師が A さんの病室を訪室したところ，A さんがベッドのそばで倒れている状態で発見されました．深夜であったこともあり，A さんが転倒した様子を目撃した人は誰もいません．看護師はすぐに担当医師に「A さんが転落した」と報告し，救命措置や頭部 CT 検査が行われましたが，午前 7 時 12 分頃に脳出血により死亡しました．

なお，A さんは 12 日前にもトイレに行こうとして転倒し，厳重経過観察となっていました．

2 当事者の主張

- 病院はAの転倒・転落アセスメントを実施し，「危険度Ⅲ（12点以上）転倒・転落の可能性がかなり高い」と認識していたのであるから，離床センサーを使用したり，巡回を頻繁にしたりする等の転倒防止対策を講じる義務があった．
- 病院がこれらの義務を怠ったために，Aはベッドのそばで転倒して脳出血により死亡した．

- 患者側の主張は過大な義務を課すものである．
- 病院はAに対して適切な転倒防止対策を講じていた．

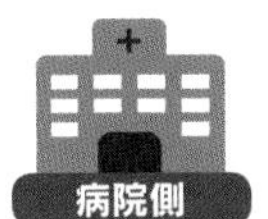

3 裁判所の判断

1）病院は転倒事故を予見できたか（予見可能性）

裁判所は，**患者Aさんの状況，病院の人員などの実情や看護師らの対応**をもとに，**病院が転倒事故を予見できたか**について次のように判断しました．

患者Aの状況

- Aは日中にベッド周囲を歩くことはあったものの，座位にせよ臥位にせよベッド上で過ごすことが多く，ADLが低下気味．
- 2か月以上にわたる入院中，夜中に目を覚まして歩いていたような様子はうかがえない．
- しかも，就寝時に睡眠剤を使用していた．
- Aが転倒したのは12日前の初回事故の1回のみ．
- 事故当日は，人工透析は受けていないものの，昼に身体のだるさを訴えるとともに，入浴を拒んでもいた．

病院の人員などの実情

- 当直看護師は6階に2名しかおらず，四六時中Aを観察し続けることは不可能．
- 近時の医療従事者をめぐる環境や中山間地で過疎地域である病院の所在地に照らすと，そのような当直の人的態勢が直ちに不適切であったともいい難い．

看護師らの対応

- 歩行訓練の際には見守りを行い，ベッド周囲の障害物は除去していた．

病院は転倒事故を予見できたか

- 病院が予測できたのは，危険度Ⅲの判定を受けたＡが**歩き始めた場合には転倒することがあるかもしれない**ということまで．
- 本件の事故発生時刻である午前３時ころを含む**深夜に目を覚まして，歩き始めること**まで具体的に予測可能であったということはできない．

2）病院は適切な転倒防止対策をとっていたか

裁判所は，患者側が主張した「離床センサーなどを使用する義務」，および「巡回を頻繁にする義務」についてそれぞれ次のように判断したうえで，**病院の転倒防止対策が適切なものであり，転倒防止義務違反はない**と判断しました．

離床センサーなどを使用する義務

Ａは，注意を聞かず，酸素チューブや心電図モニターを外したりしていた一方で，食事は座ってとり，ベッドサイドに足を垂らして座ることもしばしばあったというのであるから，離床センサーの使用を検討した上で，これを使用しないと判断したことが不合理とはいい難い．

巡回を頻繁にする義務

当直看護師は夜間，各自概ね５回ほど巡回していたところ，その回数が明らかに少ないとはいえない．四六時中Ａを観察し続けることは不可能であるから，さらに巡回を強化したところで本件事故を防止しうるとは限らない．

病院でとられていた転倒防止対策について

病院では，病室のドアとカーテンは常時開けられており，ベッドからの立ち上がりも考慮して比較的低床なベッドが使用され，ベッド周囲の危険物は除去されていた．初回事故を受けて，リハビリ計画が立案されて，Ａの歩行訓練の際には見守りが実施され，また，Ａには退院可能の診断も下されていた．その他，Ａが頻繁に転倒していたなどの事情もない．これらの事情を総合すると，転倒防止義務違反は認められない．

4 裁判例から考える適切な看護ケアと看護記録

1）裁判例のポイント

裁判所の判断に記載された「患者Aの状況」「病院の人員などの実情」などの状況を具体的に想像してみてください．この状況下で深夜3時にAさんが目を覚まして歩き回ることを予見できたでしょうか．おそらく，予見することは難しいでしょう．裁判所も同様の判断をしたということです．

このように，看護師の過失（注意義務違反）を認める前提となる予見可能性については，転倒事故に対する漠然とした不安感がある程度では足りないということです．**具体的に予見することができてはじめて「看護師は転倒事故を予見できた」とされ**，転倒防止措置をとることが求められるのです．

2）適切な看護ケアを提供するためのポイント

Point 患者さんの状態を適切にアセスメントしましょう

まず患者さんの状態を適切にアセスメントすることが重要になります．過去には，患者さんが突然特異な異常行動に出て転倒したという事例などで，「病院側は転倒事故を予見できなかった」として過失を否定したケースもあります．

しかしながら，「転倒事故を予見できたか」（予見可能性）という判断に影響を与える各項目（**表4-1**）をみると，高齢の患者さんの多くが，複数の項目についてリスク因子を有していることでしょう．そのため，転倒事故については「予見することができた」と判断される事例も多く，**医療機関側の転倒防止対策**が重要になります．

表4-1　転倒事故の予見可能性の判断基準

●年齢や健康状態	●過去の事故またはその兆候の有無，頻度，原因（転倒歴）
●疾病の状況	●日常生活における起居・移動の状況
●薬剤の服用状況	●建物の構造　など

Point 適切な転倒防止対策をとりましょう

巡回は転倒防止対策の一つですが，裁判所は本件病院の巡回について，「当直看護師は夜間，各自概ね5回ほど巡回していたところ，その回数が明らかに少ないとはいえない」と評価しています．患者さん側は「もっと頻繁に巡回すべきだった」と主張しましたが，裁判所は「四六時中Aを観察し続けることは不可能である」と述べています．

ときに，患者さんのご家族などから，1日中一人の看護師がつきっきりにならなければ実現できないような看護体制を求められることがあります．しかし，それは現実的に不可能ですし，**診療契約上の義務としてもそのような看護を提供することが求められるものではないと解されます**．

このように，適切な注意義務を果たしていても防ぐことができない事故（不可抗力による事故も含みます）についてまで看護師らが責任を負うわけではありませんので，この点はご安心ください．

Point 転倒歴がある患者さんには特に注意しましょう

なお，**転倒事故においては，過去に同様の事故が発生している場合（転倒歴がある場合）には，一段と高い注意義務が求められる**ことになります．これは，過去に転倒事故が発生している以上，一度も事故歴がない患者さんよりも転倒する危険性が高いといえるからです．本件においても，「初回事故を受けて，リハビリ計画が立案されて，Aの歩行訓練の際には見守りが実施されていた」ことが評価されています．

他の事例の裁判所の判断をみても，一度事故が発生したなど，**患者さんの状況・状態に変化がある場合には，医療機関側の対応も変わる**ことが通常であると考えられています．事故が発生したにもかかわらず従前と何ら対応を変えず，その結果，再度事故が発生したという場合には，医療機関側に過失が認められている事例が多くあります．皆さんもお気をつけください．

3）適切な看護記録を作成するためのポイント

Point 報告や記録の際には「事実」を「正確に」を心がけましょう

本件では，ベッドのそばでAさんが倒れているところを発見した**当直看護師が，医師に対し，「Aさんが転落した」と報告**したため，裁判では，「Aさんがベッドから転落したのかどうか」という点も問題となっています（裁判所は，結論として「転落」ではなく「転倒」したと判断しています）．

皆さんは，この看護師の報告に問題があることに気づきましたか？　この看護師が目撃したのは，**患者さんがベッドのそばで倒れている**ところであり，**転落**を目撃したわけではありません．したがって，「転落した」という報告は不正確です．記録についても同様のことがいえます．転落を目撃していないのに「転落していた」などと記載することは適切ではありません．不正確な報告や記録は，新たな争点を生み出してしまう危険性がありますので注意しましょう．

5 事例の出典

広島地方裁判所三次支部　平成26年3月26日判決　判例時報2230号55頁

患者さんが付き添いを拒絶　それでも看護師に責任はあるか

日々患者さんに看護ケアを提供するなかで，患者さんから拒絶をされた経験がある方も多いのではないでしょうか．たとえば，転倒の危険性があるのに付き添いを拒絶される，誤嚥の危険性があるのに義歯をつけることを嫌がられるといった場合です．

このような場合，おそらく皆さんは根気強く患者さんに説明をし，信頼関係を築くことで，適切な看護ケアを提供できるように取り組まれていることでしょう．しかしながら，このような対応をしてもなお，看護ケアの提供を拒まれることもあり，その状況で起きた事故についてまで看護師が責任を負うことになると大変厳しいものがあります．

それでは，**患者さんの強い拒絶がある場合に，どのような対応をすれば，看護師が注意義務を果たしたということになるのでしょうか**．事例で確認していきましょう．

1 事例の内容

1）患　者

多発性脳梗塞の治療のために入院したＢさん（72 歳女性）

2）事例概要

左上下肢の不全麻痺があり，「問題リスト」には，脳梗塞に関連した左麻痺不全の危険性があること，**看護計画には，トイレに行く際には必ずナースコールを押すように指導すること**がそれぞれ記載されていました．

病棟の看護部長や看護師も，Ｂさんに対し，「トイレに行く時は必ずナースコールを押すように」と伝えていましたが，Ｂさんはたびたび１人でトイレに行くことがありました．看護師はそれを発見するたびに，「今後トイレに行く時にはナースコールを押すように」と伝えていました．

ある時，看護師が定時訪室したところ，Ｂさんがトイレに行きたいというので，点滴棒を押しながらトイレに同行しました．**トイレの前に着くとＢさんから「1 人で帰れる．大丈夫」と付き添いを断られたので，看護師はＢさんと別れ，他の患者のもとに向かいました**．

その後，Ｂさんは１人で病室に戻った際にベッドの脇で転倒し，急性硬膜下血腫により死亡しました．

2 当事者の主張

看護師には，Ｂがトイレに行き来する際は必ずＢに付き添い，転倒事故の発生を防止すべき義務があったにもかかわらず，それを怠った過失がある．

看護師に過失はない．仮に過失があるとしても，看護師は帰室にも付き添う意思であったのに，Ｂが「大丈夫，１人で何回も行っているから」と言って看護師を安心させ，付き添いを拒否したものであり，Ｂにも重大な落ち度があったから，過失相殺されるべきである．

3 裁判所の判断

1）看護師に過失（注意義務違反）があるか

裁判所は，Bさんの年齢や健康状態，疾病の状況（特に麻痺の状況）などから，**看護師の過失（注意義務違反）の有無**について次のように判断しました．

> Bは，72歳の高齢であり，多発性脳梗塞と診断され，軽度ではあるが左上下肢の片麻痺が症状として観察されていたことから，**看護師には，Bがトイレに行き来する際は必ず付き添い，転倒事故の発生を防止すべき義務**があった．
> 看護師が，トイレまで同行しながら，その前でBと別れ，Bがトイレで用を済ませて病室まで戻るのに同行しなかったのは，この義務に違反したものといわざるを得ない．　**➡過失あり**

2）Bの付き添い拒否をどのように考えるか

本件において，裁判所は上記1）のとおり看護師の過失を認めましたが，それと同時に，Bの次のような事情などを考慮し，病院側が支払うべき損害賠償の金額を**損害額の2割**に減額しました〔この考え方を「**過失相殺**」（民法722条2項）といいます〕．

> Bは，医師及び看護師から，転倒等の危険性があるのでトイレに行く時は必ずナースコールで看護師を呼ぶよう再三指導されていたにもかかわらず，その指導に従わずに何回か1人でトイレに行き来していたうえ，同行した看護師に「1人で帰れる．大丈夫」といって付添いを断り，その後もナースコールはしなかった．

4 裁判例から考える適切な看護ケアと看護記録

1）裁判例のポイント

皆さんは，本事例の概要を読んだとき，看護師に過失があると考えましたか？　意見が分かれるところだと思います．私自身も，看護学生や新人看護師の頃に患者さんから付き添いを強く拒否されたら，最後まで付き添うことができたか少し自信がありません．

しかしながら，私たちは新人であっても「専門職である看護師」ですから，**その専門職である看護師として**，どのような行動をとらなければいけないかを考えなければなりません（看護学生も看護を提供する以上，同様に考える必要があります）．

本件において，裁判所が看護師に過失があると判断したように，仮に**患者さんからの拒絶があったとしても，ただちに看護に関する義務が免除されるわけではありませんので，注意しましょう**．

2) 適切な看護ケアを提供するためのポイント

Point 消極的意思（拒絶）のある患者さんには意を尽くして説得をしましょう

それでは，本件のように付き添いを拒絶する，すなわち，消極的意思を示す患者さんにどのように対応すればよいのでしょうか．

参考になる裁判例があります（大阪地方裁判所　平成29年2月2日判決　判例タイムズ1438号172頁）．介護施設における事例ですが，転倒歴があり，かつナースコールを押そうとしない利用者が，深夜にトイレに行こうとして転倒して頭部を負傷し，急性硬膜下血腫により死亡した事例において，裁判所は次のように判示しています．

> 介護の専門知識を有する介護事業者である被告としては，利用者に対し，1人で歩いてトイレ等へ行くことの危険性とその危険を回避するために付き添いをする必要性を専門的見地から意を尽くして説明し，付き添い介護を受けるように説得するべきだった．

したがって，**強い消極的意思のある患者さんに対しては，まず看護師は看護の専門職として転倒などの危険性と看護の必要性などを専門的見地から意を尽くして説明し，説得する必要があります**．「意を尽くして」といえるためには，十分に丁寧に，すなわち患者さんにも理解できるようにわかりやすい言葉で説明をすること，「説得」といえるためには，一度説明しただけでは足りず，繰り返し何度も説明を行うことが求められているといえます．

それでもなお，患者さんが真摯な拒絶の態度を示した場合にはじめて看護に関する義務が免除される可能性があるといえるでしょう．

3) 適切な看護記録を作成するためのポイント

Point 「説得したこと」を記録に残しましょう

上記2）で述べたとおり，消極的意思のある患者さんに対しては，繰り返し丁寧な説明が必要になりますが，それと同時に「説明をしたこと」を記録に残すことが重要です．簡単な内容で構いませんので，**説明のたびに，説明日時と内容を記録に残すようにしましょう**．それにより，万が一患者さんが付き添いを拒むなどして事故が発生したとしても，看護師が繰り返し説明を行っていたこと，すなわち，説得などのできるかぎりの対応をしていたことが客観的に証明されることになります．

5 事例の出典

東京高等裁判所　平成15年9月29日判決　判例時報1843号69頁

転倒事故発生　見守りは十分だったか

転倒・転落の防止は，看護師の業務の一つである**「療養上の世話」に含まれる**ものであり，看護師は主体的な判断のもと，専門的な知識・技術に基づき責任をもって行わなければなりません．そして，この転倒・転落防止対策の一つとして重要なのが，患者さんの「見守り（監視）」です．

皆さんも日々，転倒・転落アセスメントシートなどを用いてその危険度を把握したうえで，見守りなどに関する計画を立案し，実行されていることでしょう．しかしながら，実際の裁判では，**医療機関側が「看護師は適切な見守りを行っていた」と主張しても，その主張が認められないこと**があります．それはどのような場合でしょうか．事例で確認していきましょう．

1　事例の内容

1）患　者

自宅で転倒して頭部を打撲し，他病院で外傷性くも膜下出血，脳挫傷の診断を受けたＣさん（89 歳男性）

2）事例概要

Ｃさんは生活が昼夜逆転し，薬剤調整が必要となったことから本件病院に転院してきました．

ある日の午後 7 時 50 分頃，病棟内のデイルームから，1 人で車椅子を操作して最寄りのトイレに行き，トイレの個室内で転倒して壁に前額部を打ちつけてしまいました．その後，物音を聞き駆けつけた看護師により，額から出血し車椅子に座った状態で発見されましたが，Ｃさんはこの事故により頸髄を損傷し，両上肢機能全廃及び両下肢機能全廃の後遺障害を負いました．

事故当時，夕食後の午後 6 時 45 分以降の時間帯は，**看護師など 3 名**で本件病棟の患者の看護にあたっていました．そのうち，午後 7 時 45 分以降に**デイルームにいたのは准看護師 1 名であり，この准看護師は別の患者に眠前薬の与薬をしていました**．

なお，本件病院では，この時間帯には**合計 4 人の看護師などで対応し，うち 2 名がデイルームで見守りに専念すること**などがマニュアルなどに定められていました（**表 4-2**）．

表 4-2　本事例の病院において定められていたマニュアル（判決文より引用）

● **3 病棟業務詳細**：各時間帯に勤務する本件病棟の看護師などの行うべき業務の内容が定められたもの
・**午後 7 時台には看護師等のうち 2 名がデイルームで見守りに専念し，他の看護師等 2 名が患者の眠前薬のセットとダブルチェックを行ったうえ**，交代で休憩すること ・午後 8 時台には看護師等 2 名が患者の自室への誘導，おむつ交換，片づけなどを行い，他の看護師等 2 名はセット済の眠前薬をダブルチェックしたうえでデイルーム内にいる患者に与薬し，患者の自室への誘導などを終えた看護師などがデイルームに戻ってきた後，各部屋にいる患者に与薬を行うこと ・合計 4 名の看護師などで対応すること
●**見守り基準マニュアル**：デイルームにおける患者の見守り方法について作成されたもの
・**見守りを担当する看護師等は，見守り以外の業務を行わず見守りに徹すること** ・見守りを担当する看護師等は，アクシデント時にすぐに対応できるように心がけ，椅子に座らないこと ・見守りを担当する看護師等は，患者がトイレ等を訴えたら他の職員に依頼し，見守りから離れないこと

しかしながら事故当時，午後７時台にデイルームで見守りにあたっていた看護師などは１名のみであり，患者への与薬もその１名で対応していました．また，ダブルチェックを行わないことが常態化しており，マニュアルなどに定めたとおりの業務分担は実現されていませんでした．

2 当事者の主張

デイルーム内には 13 ～ 14 名の患者がおり，デイルーム内にいた准看護師は，患者の精神的・身体的状況を把握したうえで，患者が勝手に移動しないように目配り，気配りをして**見守る注意義務**を負っていたが，それを怠った．

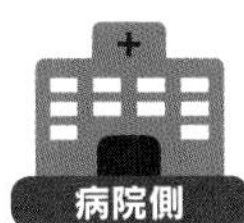

准看護師は本件事故当日，午後７時 30 分頃から午後７時 45 分頃まではデイルーム内で患者の見守りに専念していた．午後７時 46 分頃に与薬を開始した後も，C さんを含む患者が見える位置に立っており，可能なかぎりの見守りを尽くしていた．

3 裁判所の判断

1）准看護師は適切に見守りを行ったか

裁判所は，本件事故当時，C が職員に声がけせずに１人でトイレに行くことがありうることは予見できたことを前提に，准看護師の見守りについて次のように示しました．

准看護師本人も認めるとおり，患者に薬を飲ませる際には，他の患者に目が行き届かない場合もあり，現に，面前で C が移動する様子を見逃し，その後も，本件事故の発生を知るまでの間，デイルームから C がいなくなったことに気づかなかったことから，デイルーム内の患者に向ける注意が不足していたといわざるを得ない．

また，患者への与薬は，本来であれば，誤りがないように二人体制でチェックをしながら行うべきものであるが，准看護師は与薬を一人で行っており，二人体制で行う場合にも増して注意を要する作業であったと認められること，デイルーム内には，C を含めて 14 名の患者がおり，本件病院において，見守りを行う職員は原則として見守りに専念するものとされていたことも考慮すれば，**准看護師としては，他の看護師などが作業を終えてデイルームに戻ってきたタイミングなど，十分な見守りが可能な状況下で与薬を開始すべきであったというべき**であるから，C らに対する十分な見守りを怠ったものといわざるを得ない．　**➡過失あり**

2）身体拘束についての見解

本件では，病院側が「職員がほんのわずか目を離した際にCが1人でトイレに行くことを見守りによって防止することは現実的に困難．これを防止するには安全ベルトにより常時拘束するほかなく，かえって人権侵害となりうる」と主張したため，裁判所は**身体拘束**について次のような見解を示しています．

> 本件では准看護師が目を離したのがほんのわずかな時間ではないし，当時89歳の高齢者で，移動に介助を要するCの見守りとして，全く目を離すことなく注視し続けることまで必要ではなく，一人で移動しようとした際に速やかに介助できる程度の見守りを行うことで足りる．そして，これをするためには，「見守り基準マニュアル」（表4-2）記載のとおり，「見守り以外の業務は行わず見守りに徹する」職員を一人配置することで足りる．
> なお，Cは，本件事故当時，本件病院における安全ベルトの使用に関する院内ルールに基づき，レベル2（見守りができる間には安全ベルトを解除する）に指定されており，夜間など見守りができない時間帯には安全ベルトを使用することもあったのであるから，**見守りに徹する職員を配置できない時間帯があるのであれば，緊急やむを得ない措置として，ごく短時間に限り，安全ベルトを使用する余地もあり得た**と考えられる．

4 裁判例から考える適切な看護ケアと看護記録

1）裁判例のポイント

転倒・転落防止対策として，見守り（監視）が重要であることは言うまでもありません．本件においても，そのこと自体に争いはなく，「その見守りが十分であったか」が問題となっています．

本件病院には，3病棟業務詳細などのマニュアルがありましたが，それに沿った看護が提供されておらず，今回の事故を契機として，午後6時45分頃から深夜の時間帯にかけて，看護師などを4名設置するように体制を変更していました．このような状況を受けて，裁判所は，准看護師には十分な見守りを怠った過失があると判断しています．

皆さんも，転倒・転落事故における**見守り（監視）の重要性**を再度ご認識いただき，看護師などが他の業務に気をとられずに適切な見守りができるような体制を整えていただければと思います（マニュアルなどがある場合の注意点についてはp.78参照）．

2）適切な看護ケアを提供するためのポイント

Point　適切な見守り（監視）を行いましょう

転倒・転落防止対策として，「見守り」（監視）は重要ですが，限られた人員のなかで看護師が1人の患者さんに24時間付きっきりになることはできません．**法律などで定められた基準を満たした人員を配置し，そのなかで適切な監視を行っていれば，転倒・転落防止対策としては十分である**と考えられます．

実際の裁判例でも，レビー小体型認知症に罹患し，介護老人保健施設に入所していた利用者C′

さん（82歳男性）が，自室ベッド横の足元側で転倒し傷害を負ったという事例において，裁判所は歩行時の付き添いについて次のように判断し，「常に付き添うことまでが入所契約の内容であったとは言いがたい」と結論づけています（福岡地方裁判所大牟田支部　平成24年4月24日判決 賃金と社会保障1591・1592号101頁）.

職員が，利用者C´に常に付き添うことが最も理想的であることは間違いがないが，施設側にその義務があると即断することはできない.
なぜなら，身体拘束を導入するのでない以上，C´の歩行の際に必ず職員が付き添うべきとすることは，C´のための専従職員一人を雇うにも等しく，極めて大きな費用と労力を要することが明らかである.

Point 状況に応じて，見守り（監視）以外の対策も行いましょう

転倒・転落防止対策としては，**表4-3**のような対策も重要となります．患者さんの状況を適切にアセスメントし，その状況に応じた対応をするようにしてください．リスクが高い患者さんには，より高度な見守りや，立ち上がりを防止する義務が発生しますので，注意をしてください.

なお，**表4-3**の③の抑制帯の使用については，本判決もその有用性を指摘するところですが，患者さんの人権や二次的な身体障害などを考慮し，慎重に判断する必要があります（p.81～90参照）.

表4-3　転倒事故防止対策の例

① 適切な歩行介助（歩くスピード，患者との距離など）
② ベッド周囲の環境整備
③ 巡視，抑制帯の使用，離床センサー・体動センサーの使用
④ 病気や薬剤による影響についての説明
⑤ 清掃や整理の徹底　など

3）適切な看護記録を作成するためのポイント

Point 発見時の状況を具体的かつ詳細に記録に残しましょう

転倒は，その性質上突発的に発生するものですから，当然，防ぐことができない事故もあります．しかしながら，転倒した患者さんの発見時の状況などについて適切な記録がないと，その事故が防ぎうるものであったかどうかの判断が困難になってしまいます.

そこで，たとえば単に「病室で転倒した」とだけ記載するのではなく，病室のどこで，どのような状態で倒れていたのかなどについて具体的かつ詳細に記載するようにしましょう（医療事故発生時の記録のポイントについてはp.159～162参照）.

5 事例の出典

熊本地方裁判所　平成30年10月17日判決　D1-Law.com判例体系

2 転落に関する裁判例

転落事故発生　ベッド柵は設置されていたか

転落事故においては，ベッド柵の状態が医療機関側の過失の有無を判断するうえでとても重要になります．しかしながら，後日，転落事故が紛争に発展し，裁判を担当する弁護士などが記録を確認した時，ベッド柵の挙上の有無についての記載がないことがあります．第3章で説明したとおり，記録がないと，裁判でいくら看護師が「ベッド柵を立てました」と証言しても，証言を裏づける証拠がないとして主張が認められない可能性があります．

そこで重要になるのが，医療事故発生時の記録の見返しです．状況が落ち着いた段階で記録の見返しを行い，必要な記載が抜けている場合には追記をするようにしましょう．しかし，「『事故後に記録を修正・追記するのは改ざんになる』と言われた」などの理由で追記を躊躇する方がいらっしゃるかもしれません．そこで，ここでは，**追記の信用性**が問題となった事例を紹介します．

1　事例の内容

1）患　者

肝性脳症，C型肝硬変症，肝臓がん，胃静脈瘤，高血圧症などの疾患をもち，肺炎を起こして入院したDさん（89歳男性）

2）事例概要

ある日の午後10時15分頃，看護師が訪室したところ，Dさんがベッド右側にうつ伏せの状態で倒れており，翌日，死亡しました．

入院中，Dさんのベッドの両側にはベッド柵がされていました．しかし，Dさんが床に倒れているのが発見された時，このベッド柵はベッドフレームの頭側から3番目と4番目の穴の真下あたりからフットエンド寄りのところに，ベッドフレームの長辺とベッド柵の上部が平行になるような形で，脚をベッドフレームのほうに向けて落下していました．

2 当事者の主張

- 医師・看護師らには，右側のベッド柵をセットしなかった過失ないし義務違反がある．
- **看護日誌中の午後 9 時 50 分に「ベッド柵がセットされていることを確認した」という記載があるが，通常看護日誌にこのような記載をすることはないから，本件転落事故後に事後的に記載したものであり，その記載内容は信用できない．**
- 仮に，D が，自分でベッド柵を外した後，床に転落したとすれば，医師・看護師らは，たとえば，ベッド柵を紐で縛って固定する，あるいは家族を付き添わせるなど，D の症状に応じた転落事故防止措置を講ずべき注意義務を負っていたにもかかわらず，これを怠った．

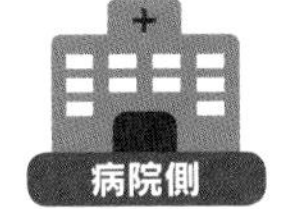

- 当時の D の容態からは，ベッドからの転落事故防止措置としてはベッド柵を設置するという方法が相当であった．看護師は D のベッド柵を十分にセットしており，この点の注意義務は十分に尽くしていた．
- D は，肝性昏睡 III 度で，ほとんど眠っているような状態にあり，そのような患者の容態が急激に悪化し，ベッド外へ転落するということを事前に予測することは困難であるから，医師・看護師らが，ベッド柵を紐で縛って固定する，あるいは家族を付き添わせるという措置を講ずべき注意義務を負っていたとはいえない．

3 裁判所の判断

裁判所は，本件病院において，**1）ベッド柵が設置されていたか，2）ベッド柵を設置する以上に，ベッド柵を紐で縛って固定したり家族を付き添わせたりする義務があったか**について次のように判断しました．なお，1）の判断のなかで，患者側が主張した**看護日誌の記載の信用性**についても判断を示しています．

1）ベッド柵が設置されていたか

看護師らが，D の異常行動を気にかけていながら右側のベッド柵が設置されていないことを見過ごしたとは考え難く，ベッド柵がセットされていなかったとは認められない．

＜看護日誌の記載について＞

看護師の証言によれば，通常は看護日誌にベッド柵がセットされていることを確認したという記載をしないこと，看護日誌の午後 8 時 15 分と午後 9 時 50 分の記載は，看護師が D の転落を発見した後に記載したものであることが認められる．

ところで，看護日誌は，POS（問題志向型）方式で記録され，問題がある場合に限って記載すべきものであるから，ベッド柵がセットされていたかどうかという，通常は特に問題とならない事項は，確認してもあえて看護日誌に記載しないものである．

しかし，本件においては，**転落事故が発生して初めて，ベッド柵のセットの確認という事項が記載に値する問題として浮かび上がってきたものであり，**看護師は，転落事故前には記載する必要がなかった午後８時15分と午後９時50分のベッド柵の確認について，問題を明らかにするために記載する必要が生じたということができ，**転落事故後になってベッド柵の設置確認の有無を看護日誌に記載したこと自体は，看護日誌の作成手順に照らして特に不自然ということはなく，看護日誌の記録の趣旨にもかなう．**

したがって，通常は看護日誌に記載されないベッド柵の確認という事項が記載されていること，及びそれが本件事故後に記載されたからといって，その記載内容の信用性は何ら否定されるものではない．

2）ベッド柵を設置する以上に，ベッド柵を紐で縛って固定したり家族を付き添わせたりする義務があったか

転落防止措置の内容に関しては，ベッド柵自体が転落等を防止する機能を有する器具であるから，Ｄが自らベッド柵を外すといった，**ベッド柵を立てるのみでは転落を防止しきれないような異常事態が予想されない限り，ベッド柵を立てることで転落防止措置を講ずる義務は尽くされている．**

そして，本件では，Ｄは，午後２時には，自力移動が困難な状態であったこと，肝性脳症で意識障害を起こせば何らかの異常行動をとるかもしれないという程度の抽象的な予見は可能であっても，本件事故発生まで，Ｄがベッド柵を外したことはなく，転落直前の午後９時50分ころに看護師がＤを観察した際には閉眼して臥床中で落ち着いている様子であったことからすれば，**Ｄがベッド柵を外すかもしれないことを具体的に予見することは困難であった**といえ，ベッド柵を立てるだけでなく，さらに進んでベッド柵を紐で縛って固定したり，家族に付き添いを依頼すべき法的義務までは認められない．

➡**過失なし**

4　裁判例から考える適切な看護ケアと看護記録

1）裁判例のポイント

まずは，裁判所が転落防止対策の内容として，異常事態が予想されないかぎり，ベッド柵を立てることで転落防止対策を講ずる義務が尽くされていると判断しているところに注目すべきでしょう．転落防止対策として，**ベッド柵の設置は言うまでもなく重要**であり，それ以上の対策が必要かは**個別具体的な事情をもとに危険な結果の発生が予見できるか否か**で判断するということです．また，裁判所はこの判断のなかで，抽象的な予見可能性ではなく，具体的な予見可能性について判断し，それ以上の対策をとる義務を否定しています．

また，看護日誌の追記についても，患者さん側はその信用性を否定しましたが，裁判所はこの点を問題とせず，事故後に必要となった事実を追記することを認めています．正しい事実を記載することは改ざんではありません．むしろ正しい記録を残すことで，事故に至る経緯や事故の状況を客観的に明らかにすることができるのです．

2）適切な看護ケアを提供するためのポイント

Point ベッド柵が立てられているかどうかを必ず確認しましょう

初歩的なことではありますが，本判決で示されたとおり，転落の危険性がある患者さんに対する転落防止対策として，ベッド柵を立てることは必須です．状況によっては，それ以上の対応が求められることはありえますが，まずは**いつ何時でも，短時間であっても，患者さんのもとを離れる際には確実にベッド柵が立てられているかを確認すること**を心がけましょう．

ベッド柵がこれほど重要であるということは，逆に，ベッド柵が立てられていない状況で転落事故が発生した場合などには，医療機関側の注意義務違反が認められやすくなる危険性がありますので注意しましょう．

Point ベッド柵を設置してもなお事故が起きる可能性があるか，具体的に検討しましょう

患者さんの状況によっては，ベッド柵を立てたとしてもなお転落事故が発生する危険性があるケースもあります．裁判所は，**その状況が具体的に予見できるのであれば，ベッド柵を立てるだけでなく，さらなる対策をする必要がある**と判断しています．

漠然とした不安感だけではなく，患者さんを適切にアセスメントしたうえで，このようなリスクがあると考えられるのであれば，さらに踏み込んだ対応をとるようにしましょう．

3）適切な看護記録を作成するためのポイント

Point 異常がなかった最後の時点の記録を残しましょう

医療事故発生時や急変時には，**患者さんに異常がみられなかった最後の時点の記載をすることがとても重要**になります．事故に至る経緯を明らかにすることも重要ですし，その後の**事故や急変が予見できたか**などの判断にも影響を与えるからです．

しかしながら，実際に行為をした時点では，その後の事故や急変などが想定されていないことから，異常がない場合には記録がなされないことがあります．本件でも，当初は看護師が午後9時50分の時点でベッド柵がセットされていることを確認した点については記録がなされていませんでした．このような場合には，事故発生後に必要な記録を追記しましょう．

Point 追記を行う場合は適切な方法で記載しましょう

必要な事実を追記することは重要ですが，本件のように，患者さん側が追記部分の記載を問題とすることはよくあることです．そこで，少なくとも形式面などで改ざんを疑われることがないように，**院内の記録の記載基準で追記の方法を定め，その方法を周知徹底しましょう．**

追記の方法としては，たとえば，紙の看護記録の場合，前の記録に挿入するのではなく，現時点での最後の記録の後ろに，どの部分の追記かを明確にしたうえで追記をし，署名・日時を記入するとよいでしょう．

5 事例の出典

大阪地方裁判所　平成16年3月10日判決　医療判例解説10号21頁

転落事故発生　入院時のアセスメントや事故後の対応は適切だったか

転落防止対策の第一歩は，**患者さんの状態の適切なアセスメント**です．皆さんはどのようにアセスメントを行っていますか？　**転倒・転落アセスメントシート**などを用いて行っている医療機関が多いことと思います．また，転落事故発生時には，患者さんを適切に観察し，その後の治療やケアにつなげる必要がありますが，その際，**転倒・転落事故発生時のチェックリスト**などを活用されているのではないでしょうか．もっとも，皆さんと話をしていると，「病院にアセスメントシートやチェックリストなどがあるにもかかわらず，それを利用しない人が多くて困っている」という声もよく耳にします．

では，**裁判所はアセスメントシートやチェックリストを利用した看護師の対応をどのように評価しているのでしょうか**．利用しない場合にはどのようなリスクがありうるのでしょうか．事例を通して確認していきましょう．

1　事例の内容

1）患　者

壊疽を原因とする右大腿切断のため入院していたEさん（81歳男性）．慢性腎不全，糖尿病，左手指一部切断，左下肢膝下切断がありました．

2）事例概要

Eさんのベッドには，枕側から上半身に相応する部分にかけて両脇にベッド柵（マットレス上面からの高さ27cm）が設けられ，枕側のベッドボードのすぐ脇の壁にナースコールが設置されていました．ある日，Eさんはベッドから転落し，急性硬膜下血種により死亡しました．

なお，この病院には，**表4-4，表4-5**のような転倒転落アセスメントシートと転倒転落発生時のチェックリストがありました．

表4-4　本事例の病院で作成していた転倒転落アセスメントシート（判決引用部分のみ）

患者の転倒転落を防止するため，入院時に「転倒転落アセスメントシート」を作成して危険因子を点数化していた．合計点数に応じて，以下のとおり分類し，危険度に応じて評価者（看護師）がサインをする．

- **計画不要**　（0～3点）
- **危険度1A**（4～12点）
- **危険度1B**（危険度1Aに該当し，「ポータブルトイレの使用」等特定の項目に該当する場合）
- **危険度2**　（13点～）

評価は入院時から1週間後に実施し，以後2週間ごとに実施していた．

表 4-5　本事例の病院で作成していた転倒転落事故発生時のチェックリスト（判決引用部分のみ）

●**看護師がチェックリストに以下を記載し，サイン欄に記名.**
・**横の欄**：観察年月日・時間
・**縦の観察項目欄**：打撲部の痛み，発赤，腫脹，擦過傷，変形，意識状態，呼吸状態，頭痛，悪心，嘔吐，瞳孔不同，麻痺，血圧

●**チェックリストには，以下の記載がある.**
・**発生時医師への報告**（□夜間は当直医，□主治医への報告）の各チェック欄
・**医師の指示**（□経過観察，□医師診察後経過観察，□処置を行った（空欄））の各チェック欄及び記載欄
・**家族への連絡**（□（空欄）へ（空欄）連絡済み）の各チェック欄及び記載欄

●**その他**
1）当直医への報告は，頭を打っている時（患者の訴え及び状況判断），自分で訴えることが出来ない患者の場合，痛みが激しく腫脹変形があり骨折が疑われる場合，ドスンという大きな音がした場合は，必ず報告する.
2）上記フローシートへ異常がなくても発生時と各勤務帯に観察項目にそって記載する.（24 時間経過観察要）

●**転倒転落発見時の注意事項**
①もっとも注意すべき外傷は，外部外傷と骨折である.
②落下の高さは外傷の重傷度を左右する.
③自分で転倒・転落が言えない患者がベッドの下にいた時は重症の外傷を受けているものとして対応する.
④急性硬膜下血腫は受傷直後に意識障害があらわれることが多いが，急性硬膜外血腫は受傷直後は意識清明でも翌朝死亡するケースもある.

2　当事者の主張

1）病院の転落防止対策について

転落歴，年齢や身体状況，入院したばかりで夜もよく眠れなかったことなどを考慮すると，E は特に転落する危険性が高い患者であった．よって，病院は次の転落防止対策をとるべきであったのにこれを怠った.
①入院時の E からの適切な聴取　**②ベッド周囲全体への柵の設置**
③少なくとも 1 時間に 1 回以上の訪室　**④ナースコールの E の手元への設置**

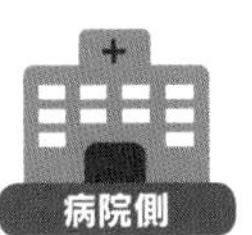

- 病院は「転倒転落アセスメントシート」を作成して，患者の危険度に応じた転落防止措置をとっていた.
- E にも同シートを作成し，ベッドサイドの環境整備に配慮し，寝返り時に転落しないよう，上半身部分の両脇にベッド柵を設けていた．E の転落時にもこのベッド柵は上がったままの状態であった.
- ベッドからの転落は一瞬の出来事であるから，巡回を 1 時間に 1 回行ったとしても防ぎえるものではない
- E は，ナースコールを利用して転落したものではない.

よって，転落防止義務違反はない.

2）看護師の事故後の経過観察や医師への報告について

- 看護師はEの転落を認識しえたのに，Eの状況を観察せず，医師にも報告しなかった．
- Eが午前2時と4時にいびき様の呼吸をしていることに気づいたにもかかわらず，熟睡しているものと軽信して，医師に報告しなかった．

- 午前1時30分にEがベッドの足元に倒れているのを発見し，「頭を打ったか」と尋ねたが，Eは「頭は打っていない」と言った．念のため，受傷の有無を確認したが，頭部には変形や外傷は見当たらず，バイタルサインにも異常がなかった．
- 午前2時，午前4時にEの病室を巡回した．Eは軽くいびきをかいていただけで，特に異常は見当たらなかった．

よって，看護師らがEの状況を医師に報告しなかったことに過失はない．

3 裁判所の判断

1）病院の転落防止対策について

裁判所は，患者側が主張する4つの転落防止対策について，それぞれ次のように判断して，病院には転落防止義務違反がないと判断しました．

①入院時のEからの聴取について

- 病院側は，入院時にEに対し，介助の有無等，転倒転落に関する事情を聴取し，「**転倒転落アセスメントシート**」を利用して，転倒転落の危険を評価している．
- 危険因子を挙げて危険度を評価する「転倒転落アセスメントシート」の内容を考慮すれば，Eの入院中の転落防止措置を講ずるための聴取や評価に不十分な点があったと認めることはできない．

②ベッド周囲全体への柵の設置について

- 医師はEの安静度について，ベッド上体転のみとしており，本件ベッドには，枕側から上半身部分にかけて，両脇にベッド柵（高さ27cm）が設けられており，Eの**転落時もベッド柵は上がっていた．**
- Eが頭と足がベッド上とは逆向きで倒れていた原因は不明であって，通常，寝返りによる転落は，ベッド柵を上げることで十分に対処でき，Eの転落防止のため，ベッドの周囲全体にベッド柵を設置しなければならない状況にあったとはいえない．

③少なくとも1時間に1回以上の訪室（巡回義務）について

1時間に1回以上の巡回によって，Eの転落を防止できたとは認められない．

④ナースコールのEの手元への設置について

Eは，ナースコールとは反対側の床に倒れており，ナースコールは壁にかかったままであった．その設置箇所が転落の原因になったとは認められない．

➡**過失なし**

2）看護師の事故後の経過観察や医師への報告について

裁判所は，まず，「病院が作成している『転倒転落事故発生時のチェックリスト』の内容はいずれも相当であるから，**これをもとに**看護師または医師のEへの対応について検討する」と述べたうえで，次のように判断し，**看護師の対応に過失はなかった**と結論づけました．

- 看護師は，Eに頭を打っていないかとたずね，Eは打っていないと答えたものの，Eの髪をかきわけながら頭部を検査し，外傷がないことを確認し，バイタルサインを検査したことが認められる．
- 看護師はEを△△大学病院に搬送した後にチェックリストに記載しており，その作成時期に特段不自然な点は認められない．その内容も電子カルテの看護記録の記載と矛盾するものではなく，いずれも信用することができる．
- 看護師らは，Eが転落・転倒したような物音を聞いておらず，また，急性硬膜下血腫は受傷直後に意識障害が現れることが多いが，Eについて転落時に意識障害の症状は発現していない．
- 午前2時，午前4時の巡回の際のいびきの程度を裏づける的確な証拠はないが，看護師が平成5年4月から看護師の職に就いていることからすると，仮にEが異常所見を示すいびきをしていたとしたら，当然それに気づいていたとみるのが合理的であること，本件チェックリストには，Eが本件ベッドから転落した際に，頭部外傷をうかがわせる所見がなかったことからすると，看護師が通常のいびきであると判断したことは，それ自体相当であった．

4 裁判例から考える適切な看護ケアと看護記録

1）裁判例のポイント

本件において，裁判所は病院作成の「転倒転落アセスメントシート」や「転倒転落事故発生時のチェックリスト」の内容を確認し，その内容が適切であると判断したうえで，それらの内容を**前提として**，「病院や看護師の対応が適切であったかどうか」を判断しています．この病院の看護師は，入院時の患者さんからの聴取はアセスメントシートに沿って行っており，事故発生時はチェックリストどおりの対応をしていたので，結論として病院や看護師には過失がないという判断がなされています．

このように，裁判所が医療や看護の水準を判断する際，病院のアセスメントシートやチェックリストの内容を参考にすることは十分にありうることです．そして，病院側がそれらに沿った対応をしていれば，「過失がない」との判断につながる可能性が高いものと考えられます．

2）適切な看護ケアを提供するためのポイント

Point　アセスメントシートやマニュアルなどを上手に活用しましょう

アセスメントシートやマニュアルなどは，誰が行ってもある一定の水準の対応ができるという点でとても重要なものです．たしかに，これらに頼りすぎると，観察ポイントやケアなどの根拠を自分で考えることがなくなり，ひとたびマニュアルなどでは対応できない事態が発生した場合に適切に行動できないのではないかという懸念はあります．

しかしながら，臨床現場では，限られた時間のなかで一定の水準を満たした的確な対応を求められており，その行動の指針となりうるアセスメントシートやマニュアルはやはりとても重要です．先にあげた懸念点については，日頃の研修などの場において，アセスメントシートやマニュアルが「なぜそのような内容になっているか」を確認する機会を設ける，それらが利用できない事態を想定してトレーニングを行うなどして解消するとよいでしょう．

Point　アセスメントシートやチェックリストは必要に応じて更新し，つねに適切な内容に保ちましょう

アセスメントシートやチェックリストを導入する以上，その内容は適切なものでなければなりません．医療や看護は日進月歩ですので，必要に応じて改訂を行い，適切な内容に保つ必要があります．

Point　アセスメントシートやチェックリストの内容を職員に周知徹底しましょう

アセスメントシートやチェックリストの導入時や改訂時は，その内容を**職員に周知徹底**する必要があります．適切な内容のアセスメントシートなどが存在するにもかかわらず，それを使用しない場合には，**使用しないことについて合理的な理由（適切なエビデンスに基づくもの）が必要**だと考えてください．

実際の裁判例（東京地方裁判所　平成27年1月27日判決）でも，症候性てんかんによるけいれん重積発作のために入院していた患者さんが，昼食介助中の看護師が電話対応のためにベッド柵を下げたまま病室を離れた際にベッドから転落し傷害を負ったという事例において，裁判所は，次の点などを理由に，「看護師に過失がある」と判断しました．

- **入院時に作成される事故防止計画表**に，基本的対策として処置等終了時にはベッド柵を元の状態に戻していることを必ず確認することが掲げられていたこと．
- **マニュアル**に本件事故と類似事例の再発防止策として，処置中にベッド柵を使用している患者のそばを離れる場合には，短時間であっても必ずベッド柵を上げてから離れることを徹底することが記載されていること．

なお，この事例において病院側は，マニュアルなどに従わなかった理由を詳細に主張しましたが，裁判所には認められませんでした．

3）適切な看護記録を作成するためのポイント

Point 事故発生時の状況などは詳細に記録に残しましょう

事故発生時の状況は詳細に記録に残す必要があります．現場をいつまでも保全することはできませんので，後から記録を見た人に事故の状況が適切に伝わるように記載します．また，**発見時の観察内容やその結果**，それに対する**医療者の対応**，**その後の対策や患者さんへの説明**などを確実に記録に残す必要があります．

本件では，看護記録に事故発生時の状況や患者さんの状態などが適切に記載されていたことから，裁判所はほぼその内容どおりの事実があったと認定しています．参考までに，判決文が引用する看護記録の記載を紹介します．

本件での看護記録（抜粋）

看護師は，午前3時53分頃，パソコン上のEの電子カルテの「詳細」欄に「1:30『オーイ，オーイ』呼び声あり．訪室すると患者が**ベッド右側足元の床**に転落している．ナース2人でベッドに抱え上げた．**右殿部から大腿にかけて打撲し痛みを訴えるが変形や発赤等の異常認めず．他，全身観察するが変形や外傷なし．VSも異常ないため頓用のロキソニン1錠内服してもらい経過観察する．**（改行）本人は「何で落ちたかわからない」と言われるが，**ベッド柵は上がっていたし**，頭と足の向きが逆になっており，床にリモコンや眼鏡が散乱していたことから，何かしようとして転落したのではないかと思われる．（改行）右側を壁に付けるようベッドを設置し，**必要時ナースコールするよう説明の上コールボタンを設置した．**（改行）**2：00　イビキをかいて入眠中**」と記載し，その後，同日午前9時30分までの間に「**4：00　イビキをかいて入眠中**」との記載をした．

この記録には，事故発生時の状況，すなわち，発見時の患者さんの状態，転落場所（単に「ベッドサイド」ではなく「ベッドの右側足元」と詳細に記載されています），ベッド柵の状態および病室の状況などが適切に記載され，後から読む人にも当時の状況がよくわかります．その他，事故後の観察ポイントやその後の対応もチェックリストに沿って端的に記載されており，とてもわかりやすい記録になっています．

Point チェックリストと看護記録の不一致がないようにしましょう

チェックリストなどを用いる時は，他の記録との不一致がないように気をつけましょう．本判決も，チェックリストの記載について，「その内容も電子カルテの看護記録の記載と矛盾するものではないから」「いずれも信用することができる」と判示しています（記録の不一致についてはp.50～52参照）．なお，事故発生時に作成されるアクシデントレポートなども裁判の証拠になる可能性があります．アクシデントレポートの記載内容と看護記録の記載内容にも齟齬がないように気をつけましょう．

Point 事故発生時は，異常がない場合も記録に残しましょう

上記で引用した看護記録の記載をもう一度見てください．本件では，看護師が午前２時と午前４時に「イビキをかいて入眠中」との記載をしています．「いびき」は，頭を打った際の重要な観察ポイントの一つです．

仮に，この場合に「異常がなかった場合は何も記載しない」というルールを徹底すると，午前２時と午前４時のいびきに関する記録がなくなってしまいます．そうすると，患者さん側から「異常所見を示していた」との主張がなされた場合に，医療機関側がいびきの観察をしていたことや異常ないびきではなかったことを証明する手段が看護師の証言しかなくなってしまいます．

そのため，少なくとも，医療事故発生後の患者さんや術後の患者さん，急変が予測される患者さんなどについては，異常がない場合でも，異常がないこと（そう判断した根拠）を記載するようにしましょう（詳しくは p.45 ～ 46 参照）．

5 事例の出典

岡山地方裁判所　平成 26 年 1 月 28 日判決　判例時報 2214 号 99 頁

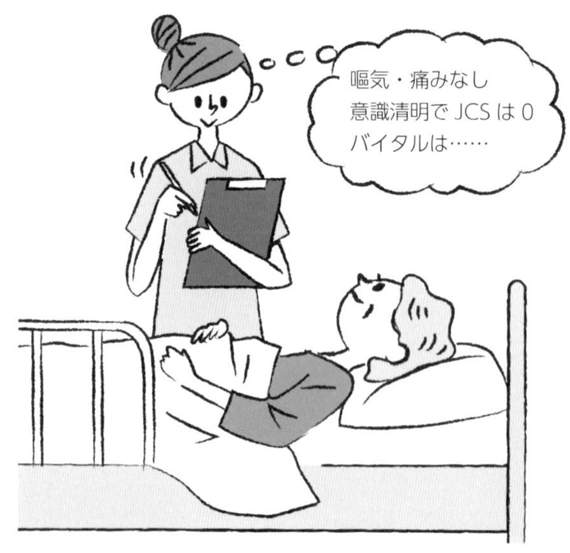
嘔気・痛みなし
意識清明で JCS は 0
バイタルは……

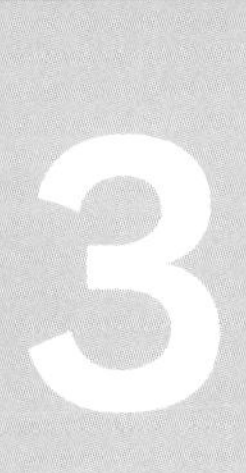

身体抑制に関する裁判例

身体抑制（身体拘束）に関する法律を確認しておきましょう

身体抑制は，言うまでもなく，**患者さんの尊厳や筋力低下，関節の拘縮など二次的な身体障害の予防という観点**から，必要最小限にすべきです．他方で，**チューブ類の自己抜去防止，かきむしりや自傷行為の防止，転倒・転落の防止，徘徊や興奮状態での周囲への危険行為防止といった観点**から，患者さんや第三者の生命・身体を保護するために抑制をせざるをえない場合もあります．

身体抑制（身体拘束）に関する法律には次のようなものがあります．

1 精神科病院における身体抑制（身体拘束）

精神科病院については，「**精神保健及び精神障害者福祉に関する法律**」の36条に次のような規定があります．

1 精神科病院の管理者は，入院中の者につき，**その医療又は保護に欠くことのできない限度において**，その行動について必要な制限を行うことができる．
2（省略）
3 第1項の規定による行動の制限のうち，厚生労働大臣があらかじめ社会保障審議会の意見を聴いて定める**患者の隔離その他の行動の制限**は，指定医が必要と認める場合でなければ行うことができない．

この規定のうち，第3項の「患者の隔離その他の行動の制限」の一つが身体的拘束です．したがって，**精神科病院においては，精神保健指定医が必要と認める場合には，「その医療又は保護に欠くことができない限度において」身体抑制（身体拘束）を行うことが許されている**ということになります．

2 介護老人保健施設における身体抑制（身体拘束）

介護老人保健施設については，「**介護老人保健施設の人員，施設及び設備並びに運営に関する基準**」（これは厳密には法律ではなく省令です）の13条4項に次のような規定があります．

> 介護老人保健施設は，介護保健施設サービスの提供に当たっては，当該入所者又は他の入所者等の**生命又は身体を保護するため緊急やむを得ない場合**を除き，身体的拘束その他入所者の行動を制限する行為（以下「身体的拘束等」という）を行ってはならない．

この規定の反対解釈から，**入所者または他の入所者などの生命・身体を保護するために緊急やむをえない場合には，身体抑制（身体拘束）が許される**と考えられています．

なお,厚生労働省の「身体拘束ゼロへの手引き」[1)]では，この入所者または他の入所者などの生命・身体を保護するために緊急やむをえない場合については，**「切迫性」「非代替性」「一時性」**の 3 つの要件を満たし，かつ，それらの要件の確認などの手続きがきわめて慎重に実施されることが求められています．

3　精神科以外の一般病院における身体抑制（身体拘束）

精神科以外の一般病院については，身体抑制（身体拘束）に関する法律の規定はありません．しかしながら，介護老人保健施設とは異なり，一般病院には怪我や病気により治療中の患者さんが入院していますので，チューブ類の自己抜去，かきむしりや自傷行為，転倒・転落，徘徊や興奮状態での周囲への危険行為といったリスクが高く，**身体抑制（身体拘束）をせざるをえない場合というものも少し広く認められる**と考えられます．

身体抑制が許される場合とは？

皆さんも，「身体拘束ゼロへの手引き」[1)] などで身体拘束のないケアが求められている一方で，医療現場では患者さんの安全面などを考慮して抑制が必要と思われる場面に直面することもあり，日々悩みながら対応をされていることでしょう．

では，どのような場合に身体抑制をすることが許されるのでしょうか．事例を通して確認していきましょう．

1　事例の内容

1）患　者

肋間神経痛や恥骨骨折の治療とリハビリのために入院中のＦさん（80 歳女性）．夜間せん妄の傾向がありました．

2）事例概要

入院中，ベッド上において，抑制具であるミトン（手先の丸まった長い手袋様のもので緊縛用の紐が付いているもの）を両手に装着させられ，両上肢を拘束されたことから，「看護師によって必要もないのに身体を拘束された」などと主張して，損害賠償を請求しました．

2 当事者の主張

当直の看護師らが入院中のＦの両上肢をベッドに拘束したことが診療契約上の義務に違反する違法な行為である．

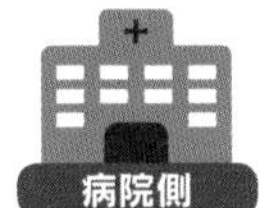

- Ｆは，本件抑制直前，転倒・転落の危険性が高く，高齢であるため転倒・転落した場合に重篤な結果が発生する蓋然性が認められ，危険が切迫していた．
- この危険には，抑制により対応するほかなく，非代替性も認められる．
- 抑制時間は最大でも２時間という一時的なものである．

このような状況から，本件抑制は看護に関する合理的裁量の範囲内での判断であり，違法性はない．

3 裁判所の判断

裁判所は，「入院患者の身体抑制は，**その患者の受傷防止のために必要やむをえないと認められる事情がある場合**にのみ許される」と示し，当時の状況を次のように判断し，「看護師らが，Ｆが転倒・転落により重大な傷害を負う危険を避けるため緊急やむをえず行った行為であり，**違法ではない**」と結論づけました．

抑制当日のＦの状況

- せん妄状態であった．
- 消灯後から深夜にかけて頻繁にナースコールを繰り返し，車いすで詰所に行っては看護師にオムツの交換を求め，さらには詰所や病室で大声を出す等していた．
- ベッドごと個室に移された後も興奮が収まらず，ベッドに起き上がろうとする行動を繰り返していた．

Ｆの転倒歴

- 80 歳と高齢である．
- 4 か月前に他病院で転倒して骨折．
- 10 日程前にもナースコールを繰り返し，看護師の説明を理解しないまま，車いすを押して歩いて転倒していた．

本件抑制行為当時，せん妄状態で興奮したＦが転倒，転落により骨折等の重大な傷害を負う危険性はきわめて高かった．

看護師らの対応

約 4 時間，F の求めに応じて汚れていなくてもオムツを交換し，お茶を飲ませるなどして落ち着かせようと努めたが，興奮状態は一向に収まらなかった．

看護師の勤務体制

- 当直看護師 3 名で 27 名の入院患者に対応していた．
- そのうち 1 名が長時間 F に付きっきりとなることは困難であった．

投薬に関する事情

F には腎不全があり，薬効の強い向精神薬を服用させることができなかった．

本件抑制行為当時，他に F の転倒，転落の危険を防止する適切な代替方法はなかった．

拘束時間

本件ではミトンの片方は F が口で噛んでまもなく外してしまい，もう片方は F の入眠を確認した看護師が速やかに外したため，拘束時間は約 2 時間にすぎなかった．

本件抑制行為は，当時の F の状態等に照らし，その転倒・転落の危険を防止するため必要最小限度のものであった．

4 裁判例から考える適切な看護ケアと看護記録

1）裁判例のポイント

本件において裁判所は，「入院患者の身体抑制は，その患者の受傷防止のために**必要やむをえないと認められる事情がある場合にのみ**許される」と示すのみで，身体抑制が許される何らかの基準を示したわけではありません．しかしながら，その判断の内容をみると，その状況が患者さんを抑制せざるをえないほど切迫した状況か（切迫性），他に転倒・転落を防ぐことができる手段はないか（非代替性），その抑制が必要最小限の一時的なものか（一時性）を事例に即して判断しているようです．

2）適切な看護ケアを提供するためのポイント

Point 身体抑制を行う際には少なくとも「切迫性・非代替性・一時性」の確認をしましょう

本判決も示しているとおり，身体抑制は必要やむをえないと認められる事情がある場合にのみ許されるものです．

そこで，身体抑制を行う際には少なくとも次の3要件を満たしているかを確認するようにしましょう．本判決は基準として明確にこの3要件を示しているわけではありませんが，「身体拘束ゼロへの手引き」[1]などでも求められているこの3要件はとても重要です．

①切迫性……本人または他者の生命または身体が危険にさらされる可能性が著しく高いこと

②非代替性…身体拘束その他の行動制限を行う以外に代替する方法がないこと

③一時性……身体拘束その他の行動制限が一時的なものであること

Point 患者さんやご家族への説明は適切に行いましょう

身体抑制が許される状況であっても，患者さん本人やご家族が抑制されている状態を経験したり見たりすることで，医療者への不信感をもつ場合があります．

そこで，患者さんやご家族に対して，**できるかぎり事前に**抑制の必要性やその措置をとらない場合のリスクなどを説明し，理解を得るように努めましょう．この際，上記の**①切迫性，②非代替性，③一時性を意識した説明**を行うことで，より説得力のある説明となります．

なお，「できるかぎり事前に」と記載したのは，ときには，患者さんの安全を優先して，緊急で抑制せざるをえない場合もあるからです．もっとも，この場合も，抑制後，適切なタイミングで必ず説明を行い，同意を得るようにしましょう．

Column 9　身体抑制は「療養上の世話」か，それとも「診療の補助」か

本件では，第一審が本件抑制を「療養上の世話」に該当すると判断したのに対し，控訴審判決は，「診療の補助」であるという見解を示しました．最高裁判所はこの点について特に見解を示しませんでしたが，どのように考えればよいでしょうか．

身体抑制（身体拘束）が「診療の補助」ということになると，医師の指示が必ず必要ということになります．「診療の補助」は，看護師が医行為の一部を行うものであり，医行為を行うことを目的として身体抑制を行う場合には「診療の補助」と解される可能性があります．

他方で，本件のように，転倒・転落防止のために身体抑制を行う場合には，「療養上の世話」と解することができます．もっとも，「療養上の世話」と解される場合でも，身体抑制には，患者さんの尊厳や二次的な身体障害の問題などがありますので，できるかぎり，チームでの検討や医師との協議のうえで行うことが望ましいといえます．

3）適切な看護記録を作成するためのポイント

Point 身体抑制の３要件を満たすと判断した根拠となる事実を記録に残しましょう

身体抑制に関する裁判例は少なくありません．したがって，紛争予防という観点からも適切な記録を残す必要があります．

記載のポイントとしては，上記の身体抑制の３要件を意識し，身体抑制を必要と判断した経緯，看護の経過などを記録に残しておくことが重要です．この際，気をつけていただきたいのは，単に，「切迫性，非代替性，一時性を満たしていた」という記載ではまったく意味がないということです．これは事実の評価にすぎませんので，**切迫性・非代替性・一時性の３つの要件を満たしていると判断した根拠となる事実を記録に残す**ように心がけてください．

Point 身体抑制についての説明を行った場合は必ず記録に残しましょう

前に述べたとおり，身体抑制について患者さんやご家族に説明を行うことはとても重要です．もっとも，適切な説明を行い，同意を得たとしても，そのことが記録に残っていなければ，後から証明することが難しくなります．

したがって，**身体抑制についての説明を行った場合には，必ずその実施と同意を得たことを記録に残しましょう**．仮に，緊急の場合に，ご家族に対し電話で説明を行い，同意を得た場合にも，そのことを忘れずに看護記録などに記載しておくようにしましょう．

5 事例の出典

最高裁判所第三小法廷　平成 22 年 1 月 26 日判決　最判民集 64 巻 1 号 219 頁

転落事故発生　身体抑制をすべきだったか

転倒･転落の事例においては，しばしば「身体抑制をすべきだったか否か」が問題となりますが，多くの事例では，「身体抑制を**したこと**」が問題とされますが，なかには「身体抑制を**しなかったこと**」が問題とされる事例もあります．

医療現場では，患者さんの尊厳や身体への影響などに最大限配慮し，できるかぎり身体抑制をしないように，また，できるかぎり穏やかな方法の検討などがなされていることでしょう．そのような状況のなかで，「抑制すべきだった」あるいは「もっとしっかり抑制をすべきだった」といった主張がなされるというのは，なかなか厳しいものがあります．

それでは，どのような場合に，患者さん側から「もっと抑制すべきであった」といった主張がなされているのでしょうか．事例をみていきましょう．

1 事例の内容

1）患 者

脳内出血の治療のために入院したGさん（73歳男性）

2）事例概要

CT検査により右前頭葉・頭頂葉皮質下脳内出血があり，左半側空間失認がみられました．Gさんは入院後も頭痛や嘔吐などが続いており，床上安静の必要がありましたが，ベッド上で座ったり足下のほうに移動したり，ときには見当識障害がみられました．

そこで，看護師が医師に相談し，Gさんとそのご家族に同意を得て抑制がなされることになりました．本件事故当日においても，ご家族の帰宅後，看護師は，Gさんの両上肢を抑制帯を用いて抑制しました．その方法は，抑制帯のベッド側をベッド柵から10 cmほど離れたところで固定し，紐の端はベッドの柵で2回かた結びで結び，余った紐をちょうちょ結びにし，手首側はマジックテープで固定するというものでした．

しかし，その後，ベッド柵に結んであった抑制帯がほどけ，Gさんはベッドから転落し怪我をしてしまいました．

2 当事者の主張

Gの状態から，病院の医師・看護師（以下「看護師ら」とする）は，本件抑制帯により抑制しても，再びほどけ，ベッドから転落することを具体的に予見することができた．

よって，ループ型抑制帯などの適切な抑制帯を用い，下肢の抑制も行うなどして，Gが自ら動き回ることがないように十分な抑制をすべきであったのに，容易にほどけるほどの不十分な抑制しかしなかった注意義務違反が認められる．

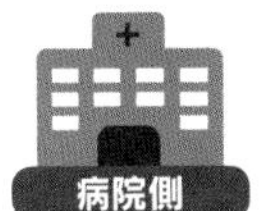

- Gは判断力に問題はなく，軽度の指南力低下がみられたが，その際もベッドから降りようとしなかったし，看護師らの指示に従っており，再抑制も納得して受け，その後は安静を保って朝まで異常なく過ごしており，看護師らが本件事故を予見することは不可能であった．
- Gは，本件事故の前夜から，ストレスが低くなるよう余裕をもたせた抑制を了解して受けており，この間，特別危険な言動もみられなかった．
- Gに対して本件抑制以上の措置を施すことは，非人間的な過剰抑制であるし，閉鎖的なICU収容に伴うストレスよりも強いストレスを与えることになり，相当ではない．

3　裁判所の判断

裁判所は，転落の原因を，「G が上肢を動かしているうちにベッド柵に結びつけた部分がほどけ，立ち上がろうとする等してベッド上から転落したもの」と示し，看護師らの予見可能性と結果回避措置について次のように判断しました．

1）看護師らは本件事故を予見できたか

G は，入院後，脳内出血を原因とする頭痛や吐き気などの症状は徐々に改善し，入院翌日から対話をすることが可能な状況であった．看護師らの指示，説明を一応理解することができ，現に抑制の説明を理解したうえで本件抑制帯による抑制を受けていた．看護師は，定期的な確認に加え，訴えがあるたびに状態を確認していたし，G は，入院後，本件事故までの間にベッド上での移動は認められたものの，柵を乗り越える等の激しい体動は行っていなかった．
よって，看護師らは，G のベッドからの転落を予見できなかった．

2）看護師らの抑制の方法は適切であったか

患者に対する抑制はできる限り行うべきではなく，抑制をする場合でも必要最小限の抑制に限るべきであるとするのが当時の医療現場における一般的な見解であるということができ，患者の尊厳や精神状態，二次的な身体障害の予防等を考えると，このような見解は**法的にも是認すること**（筆者註：良いと認めること）ができる．
そうすると，G の状態から，本件抑制帯を使用して上肢に限定した抑制措置を講じた看護師らの対応は，G への精神的ストレスに配慮しつつ，**転落防止のために講じた対策として適切なものであった**と評価することができる．
ベッド柵に結んでいた本件抑制帯がほどけており，結び方が緩すぎたという点を，看護師の過失とする見解も考えられるが，全く上肢を動かすことができないほどにきつくベッドの柵に本件抑制帯を縛りつけることは，大きなストレスとなるものであり，ある程度上肢の自由が利くような結び方をしたことは，G の当時の状態からすると相当であった．　➡ **過失なし**

4 裁判例から考える適切な看護ケアと看護記録

1）裁判例のポイント

本件では，病院側が両上肢に限定した比較的穏やかな抑制方法を選択していたのに対して，患者さん側からは，下肢に対する抑制も行うなどより強い抑制をすることが求められました．しかしながら裁判所は，患者さんの状態を詳細に検討したうえで，看護師の行った抑制方法で問題がないと判断しました．

病院側は，「上肢を動かせないように本件抑制帯を強く結んでおけば，起き上がることも防ぐことができたし，四肢や体幹を抑制して身動きができないようにすれば，完全に転落を防ぐことができた」，「しかし患者の尊厳とストレスに配慮し，穏やかな抑制方法を選択した」と主張しています．この病院側の判断は，身体抑制の抱える問題を前提とすると適切な対応であったと考えます．

皆さんも，患者さんの生命・身体の安全の面から身体抑制をせざるをえない場面があるとしても，**患者さんの尊厳などに配慮したより適切な方法を検討**していただければと思います．

2）適切な看護ケアを提供するためのポイント

Point 身体抑制の実施の判断は慎重に行いましょう

身体抑制の実施の判断は慎重に行う必要があります．まず，①**身体抑制をせざるをえなくなっている状況の原因を分析し，その除去に努めましょう**．次に，②**他に身体抑制に代わる方法がないかを十分に検討**したうえで，それがない場合に限り，③**身体抑制の実施の検討**に入ります．具体的には，先に述べた**身体抑制の3要件（切迫性，非代替性，一時性）の充足，身体抑制の目的（正当な理由），方法および期間**などを確認し，決定していくことになります．

この過程で重要な点は，**チームで判断をすること**です．チームカンファレンスなどを行う余地がない場合でも，必ず**医師などと協議**したうえで，その指示のもとで行うように努めましょう．

Point 身体抑制のアセスメントシートやチェックリストを活用しましょう

本件の病院のように，患者さんの状況を適切にアセスメントし，適切な方法で抑制を行っていれば，結果として転落事故が発生しても，責任を負うことにはなりません．

したがって，まずは適切なアセスメントを行うことが重要になります．このアセスメントの質を担保するためにも，アセスメントシートやチェックリストなどの活用をご検討いただきたいと思います．

3）適切な看護記録を作成するためのポイント

Point 身体抑制の実施の判断過程を記録に残しましょう

身体抑制を実施すると判断した場合には，**その判断過程**を記録に残しましょう．**身体抑制の3要件の充足，身体抑制の目的（正当な理由），方法および期間など**については，定型の書面など[1]を作成し，その書面に記入するとよいでしょう（**図4-1**）．

過去には，ベッドからの転落事故の事例で，患者さん側の「抑制帯を使用すべきであった」という主張が認められた事例もあります（広島高等裁判所岡山支部　平成22年12月9日判決　判例時

【記録 1】

緊急やむを得ない身体拘束に関する説明書

○○○○ 様

1　あなたの状態が下記のＡＢＣをすべて満たしているため、緊急やむを得ず、下記の方法と時間等において最小限度の身体拘束を行います。

2　ただし、解除することを目標に鋭意検討を行うことを約束いたします。

記

A　入所者（利用者）本人又は他の入所者（利用者）等の生命又は身体が危険にさらされる可能性が著しく高い

B　身体拘束その他の行動制限を行う以外に代替する看護・介護方法がない

C　身体拘束その他の行動制限が一時的である

個別の状況による拘束の必要な理由	
身体拘束の方法〈場所、行為（部位・内容）〉	
拘束の時間帯及び時間	
特記すべき心身の状況	
拘束開始及び解除の予定	月　日　時から 月　日　時まで

上記のとおり実施いたします。

平成　年　月　日

施設名　代表者　印

記録者　印

（利用者・家族の記入欄）

上記の件について説明を受け、確認いたしました。

平成　年　月　日

氏名　印

（本人との続柄　）

【記録 2】

緊急やむを得ない身体拘束に関する経過観察・再検討記録

○○○○ 様

月日時	日々の心身の状態等の観察・再検討結果	カンファレンス参加者名	記録者サイン

図 4-1　身体拘束に関する説明書・経過観察記録（参考例）

（厚生労働省：身体拘束ゼロへの手引き．pp.24-25，厚生労働省，2001 より引用）

報 2110 号 47 頁）．病院側の判断過程を記録に残すことで，後々，その判断の妥当性を検討しやすくなります．適切な記録を残すように心がけてください．

5 事例の出典

大阪地方裁判所　平成 19 年 11 月 14 日判決　判例時報 2001 号 58 頁／判例タイムズ 1268 号 256 頁

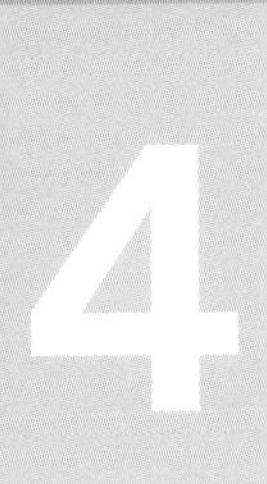

褥瘡に関する裁判例

「記録はないけれど，実際はしていました」は認められるのか

医療機関には，長期にわたり寝たきりで，栄養状態が悪く，皮膚も弱くなっている患者さんが多く入院しています．このような患者さんに，圧迫や摩擦，ずれなどの刺激が繰り返されると，褥瘡の発生につながっていきます．そのため，医療者は，適切な体位変換（体位交換）による除圧やスキンケアなどにより，**褥瘡の発生を防止したり，適切に管理したりする義務**を負うことになります．

医療現場においてはこのような褥瘡対策は欠かせないものであり，その対策としては，言うまでもなく「体位変換」が重要です．しかしながら，実際は，体位変換が行われていたにもかかわらず，カルテや看護記録に記録がなされていない事例が多く存在し，それが原因で紛争につながってしまう場合があります．ここでは，褥瘡に関する記録が問題となった事例を紹介します．

1　事例の内容

1）患　者

麻疹脳炎で**平成 13 年 3 月 16 日**に本件病院に入院した H さん（38 歳女性）

2）事例概要

平成 13 年 3 月 24 日，仙骨部（殿部）に褥瘡がみつかり，翌 25 日から 26 日にかけて両踵部にも褥瘡がみつかりました．本件病院の**看護記録**には，平成 13 年 3 月 21 日から 3 月 26 日までの体位変換について，**表 4-6** のような記載がありましたが，**それ以外に体位変換がなされたことの記載はありませんでした．**

表 4-6　本事例における体位変換の実施状況に関する記録（判決文より引用）

月　日	時　間	記載内容
3 月 21 日	23 時の欄	側臥位にすると腰部にかけての痛み up
3 月 22 日	6 時の欄	体交にて全身痛訴う
3 月 23 日	23 時の欄	体変時にも痛がるも，すくみ痛の訴えである．側臥位とする
3 月 24 日	23 時の欄	体変時腰痛訴え
3 月 25 日	3 時の欄	体変時腰＆両下肢痛あり
	21 時の欄	体位変換時腰背部痛あり
3 月 26 日	14 時の欄	左側臥位ですごす
	21 時の欄	体変時の痛がり様軽減している

2 当事者の主張

- Hは，麻疹脳炎により約１週間意識がもうろうとし，さらに両下肢麻痺により歩行障害が発生し，可動性，活動性，知覚が著しく低下し，褥瘡になりやすい状況にあり，入院当初から褥瘡の発生が十分に予見できた．
- このような患者に対しては，体圧分散マットレスを使い，体位変換にもかなりの注意を要するが，病院は危険要因についてまったく考慮せず，**何らの褥瘡予防措置をとらなかった．**

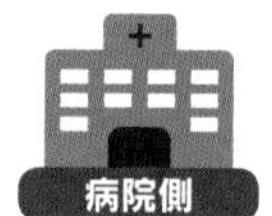

- 病院は，褥瘡予防措置を必要とする患者に対しては２時間間隔で看護師と看護助手の２名で体位変換を行い，側臥位にした時はその体位を維持し，仰臥位に戻らないよう背部に枕をあてがったり，圧迫のかかる部分にはスポンジをあてがうなどしており，Hに対してもこれを励行していた．
- **２時間ごとの体位変換は，看護計画（引き継ぎのためのカーデックス）に記載されていたので，体位変換をした際，痛みを訴える等異常があった時にのみ，そのことを看護記録に記載し，異常がなかった場合は記載しなかった．**
- Hの母親に対し，エアーマットの使用を勧めたが，経済的負担がかかるとしてその使用を断られた．

3 裁判所の判断

裁判所は，病院の負う注意義務の内容を明らかにしたうえで，病院側の主張について検討し，「病院の医師や看護師らには，Hに対し２時間ごとの体位変換を中心とする褥瘡予防措置を実施しなかった**過失がある**」と結論づけました．

Hの状態と病院が負う注意義務の内容について

Hは，入院中，麻疹脳炎を発症．意識障害により体動がなくなり，湿潤にさらされるなどしたため，持続的圧迫やずれにより血行障害を起こし，褥瘡の好発部位に褥瘡を発症した．
病院は，この状態を認識していたのであるから，**２時間ごとの体位変換を実施する等して褥瘡の発症を予防すべき注意義務**があった．

病院側の「２時間ごとの体位変換など褥瘡予防措置を実施していた」という主張について

看護記録には，**体位変換についての記載がほとんどなされていない**．看護師が２時間ごとの体位変換が記載されていたとする**カーデックスも既に廃棄してしまって存在せず，この証言を裏づけるものは他になく，看護記録にもその記載がないので，２時間ごとの体位変換の実施を積極的に認めることは困難**である．

病院側の「Hの母親にエアーマットの使用を勧めたが，経済的負担を理由に断られた」という主張について

エアーマット使用料は1日200円と低額．看護師らがその効用を説明して勧めたとすれば，実母がその使用を断ることは考え難い．よって，病院の主張は採用できない．

病院の処置について

急性期（黒色期）の褥瘡に対し，赤色期（慢性期）の褥瘡に使用される薬剤を使用するなど，処置の方法が適切であったか疑問が残る．

➡ **過失あり**

4 裁判例から考える適切な看護ケアと看護記録

1）裁判例のポイント

本件において裁判所は，適切な体位変換をしていたという看護師の証言について，この証言を裏づけるものがないことなどを理由に，その信用性を否定しています．このように，いくら適切な褥瘡防止措置をとっていたと主張したとしても，それを裏づける記録がないと，その主張が認められないことがあります．

皆さんの医療機関でも，さまざまな褥瘡対策がなされていることでしょう．適切なケアの提供はもちろん重要ですが，それを記録に残すことも，同じように重要であることをしっかりと認識し，対応するようにしましょう．

2）適切な看護ケアを提供するためのポイント

Point 適切な褥瘡対策を行いましょう

体位変換などの褥瘡対策は，看護師の業務の一つである**療養上の世話**に含まれます．そこで看護師は，褥瘡発生のリスクがある患者さんに対し，主体的な判断のもと，**適切な対策**（**表4-7**）を行う必要があります．診療報酬の点からも，2012（平成24）年度の診療報酬改定で，「褥瘡患者管理加算」と同等の体制を設けることが入院基本料の施設基準となり，病院は褥瘡対策を必ず行うことが求められています．褥瘡対策を専任で行う医師や看護師（皮膚・排泄ケア認定看護師），管理栄養士および薬剤師から構成される**褥瘡対策チーム**を編成するなど，褥瘡対策について適切な体制を

表4-7 褥瘡予防策

- 仙骨部など好発部位の皮膚表面の観察
- 原則2時間ごとの体位変換による除圧
- 体圧分散マットレスなどの使用
- 皮膚の清潔と適度な乾燥状態を保持するための失禁対策やスキンケア
- 十分な栄養補給　　など

整えるとともに，職員に対し，**褥瘡予防・管理についての教育研修**を行いましょう．

Point 治療に必要な措置についてはしっかりと患者さんとご家族に説明し，理解を得ましょう

本件で病院側は，Hさんの母親が経済的な理由からエアーマットの使用を断ったなどと主張しましたが，裁判所は，「看護師らがその効用を説明して勧めたとすれば，実母がその使用を断ることは考えにくい」と判示しています．これは，看護師らがエアーマットの意義や効果についてきちんと説明をしていなかったと判断されたということになります．

「**褥瘡予防・管理ガイドライン（第4版）**」（日本褥瘡学会）[2]によれば，「褥瘡発生率を低下させるために体圧分散マットレスの使用が強く勧められる（推奨度A：十分な根拠があり，行うよう強く勧められる）」とされています．したがって，**治療に必要な措置についてはしっかりと患者さんとご家族に説明し，理解を得るように努めましょう**．

3）適切な看護記録を作成するためのポイント

Point ケアを行ったら必ず記録に残しましょう

褥瘡に関する裁判例の多くは，本件と同じように，体位変換の記録がない，あるいは記録が不十分な事例です．本件においては，仮にカーデックスに記録していたのであれば，保存しておく必要があります．この記録が残っていれば，このような紛争に発展しなかったかもしれません．

看護実践の証明や紛争予防といった観点から，体位変換の記録を残しておくことはとても重要です．記録の形式を工夫するなどして，簡便に体位変換を記録する方法を検討し，適切な記録を残すように心がけてください．

なお，ときに医療機関側が，「診療計画などに『2時間ごとの体位変換』が定められているから，**記録にはないが**2時間ごとの体位変換を行っていた」と主張することがあります．しかしながら，**「計画があること」と「その計画どおりに実施したこと」はまったく別物です**．医療機関側のこのような主張が認められる可能性は低いものと考えて，実施の記録を残すことを心がけてください．

5　事例の出典

高松高等裁判所　平成17年12月9日判決　判例タイムズ1238号256頁

「看護師数が限られていること」は2時間ごとの体位変換ができない理由になるのか

「褥瘡予防・管理ガイドライン（第4版）」[2]によれば，ベッド上で褥瘡予防に有効な体位変換の時間として，「**基本的に2時間以内の間隔で，体位変換を行うように勧められる**（推奨度B：根拠があり，行うよう勧められる）」としています〔なお，体圧分散マットレス（粘弾性フォームマットレス，上敷二層式エアマットレス）を使用する場合については別の推奨あり〕．臨床現場でも，基本的には「**体位変換は2時間ごと**」という対応がなされているのではないでしょうか．

それでは，看護師の人数が限られていることを理由に，2時間ごとの体位変換を3時間ごと，あるいはそれ以上の間隔にすることは認められるのでしょうか．事例で確認していきましょう．

1 事例の内容

1）患　者

小脳出血で入院中のIさん（59歳男性）

2）事例概要

Iさんは，他病院での手術後，平成4年4月18日に本件病院に転院しました．Iさんには糖尿病の既往があり，食べ物の摂取は経管栄養を必要とする状態でした．また，両側不全麻痺，四肢拘縮などにより起居や寝返りも自力ではできない状態でした．

転院前の病院では2時間ごとに体位変換が行われており，そのことは本件病院に引き継がれていましたが，本件病院では，寝たきりの患者さんの体位変換は3時間ごとに行うこととされていました．同月26日，仙骨部に褥瘡が発生し，その後の治療のかいなく褥瘡の悪化が一因となり，Iさんは死亡しました．なお，体位変換の実施状況に関する本件病院の**看護経過記録**（**表4-8**）によると，入院当初から必ずしも3時間ごとの体位変換が励行されていたわけではありませんでした．

表4-8　本事例における体位変換の実施状況に関する記録（看護経過記録，判決文より引用）

月　日	時　間	記載内容
4月18日（入院日）		オムツ交換の記載はあるが，体位変換の実施をうかがわせる記録なし
4月19日	午前6時	体位変換の実施の記載あり
	午後3時	体位変換の実施の記載あり
	午後9時	体位変換の実施の記載あり
4月20日	午前0時～午前10時	3，4時間ごとに体位変換の実施の記載あり
	午前10時～午後3時	体位変換の実施の記載なし
4月21日	午前10時～午後3時	体位変換の実施の記載なし
4月22日	午前6時～午後4時	体位変換の実施の記載なし
4月25日	午前10時～午後6時	体位変換の実施の記載なし

2 当事者の主張

本件病院は，Iが自力での体動困難な患者であるのに，褥瘡予防のために必要な頻繁な体位変換，圧迫力の軽減，局所の保温，清潔と乾燥などの措置，低蛋白血症，貧血の治療などの全身管理措置を怠り，Iに褥瘡を発症させ，悪化させた．

- 褥瘡予防のため，ほぼ3時間ごとに体位変換を行った（たしかに理想的には1，2時間ごとに体位変換をするのが良いとされているが，看護の体制上（基準看護I類，患者4人に対し看護婦1人），限られた看護婦数では3時間ごとの体位変換が事実上限度である）．そして，全身の清拭は毎日行っていた．
- 圧迫力の軽減を目的にエアーマットを使用した．

3 裁判所の判断

裁判所は，次の理由から医師に**過失がある**と認定したうえで，病院側の「限られた看護師数では3時間ごとの体位変換しかできない」との主張については，比較的厳しい表現を用いてその主張を排斥しています．

医師は，褥瘡の予防と治療のために必要な体位変換を実施したか

Iは自力での体動ができず，糖尿病があり褥瘡を併発しやすい状況にあり，褥瘡予防のために少なくとも２時間ごとの体位変換が実施されるべきであった．
しかしながら，本件病院においては２時間ごとの体位変換を実施しなかったばかりか，３時間ごとの体位変換さえ必ずしも励行されていたわけではないこと，褥瘡発症後も，看護婦に対して頻繁に体位変換を行うよう指示を与えることもなく，従前どおり概ね３時間ごとの体位変換しか実施せず，しかもエアーマットの使用については，その指示や勧誘などを行うことなく，Iの家族が独自に購入して初めて使用するような状況であったこと等から，**医師には，少なくとも褥瘡の予防と治療のために必要とされる適切な体位変換を実施しなかった過失**がある．

病院側の「看護の体制上，限られた看護婦数では３時間ごとの体位変換が事実上限度である」という主張について

病院の看護体制からして事実上３時間毎の体位変換が限度であることをもって，褥瘡の予防と治療に関する診療上の義務が免除ないし軽減される筋合いではなく，**そもそも２時間ごとの体位変換を実施することができないのであれば，それを実施することのできる看護体制にある医療機関に転医させるなどの措置を講じて然るべきであった**のに，このような措置さえ講じなかったのであるから，漫然と患者を不十分な医療環境の下に放置したといわれても致し方ない．
医療従事者のあるべき姿勢の観点からみると，そもそも看護体制を理由に寝たきりの患者に対して２時間ごとの体位変換を実施することは事実上不可能であるとして，３時間ごとの実施が限度であることを正当化する医師の供述態度自体，医療従事者の姿勢として甚だ遺憾というほかない．

➡過失あり

4 裁判例から考える適切な看護ケアと看護記録

1）裁判例のポイント

この判決における裁判所の判断は厳しいものでした．本件病院には，体位変換の頻度やエアーマット使用の経緯などにさまざまな問題点があったとはいえ，裁判所が，Iさんのような褥瘡のリスクの高い患者さんに対しては，「**2時間ごとの体位変換ができないのであれば，できる医療機関に転医させる法的な義務があった**」と判断した点は，重く受け止める必要があります．

裁判所のこの判断からわかることは，「今の看護体制ではこれが限度だ」という考え方が常に通

用するものではないということです．判決において，医療機関の人員やその地域の実情などが考慮されることはありますが，まずは，**目の前の患者さんの看護において求められる水準**（看護水準については p.12 ～ 16 参照）**がどのようなものか**をしっかりと見極め，適切な看護を提供することを心がける必要があります．

2）適切な看護ケアを提供するためのポイント

Point 看護計画を立案し，適切な体位変換を行いましょう

適切な体位変換とはどのようなものでしょうか．参考になるのは，上記でも紹介した「褥瘡予防・管理ガイドライン」（日本褥瘡学会）[2] です．本学会は，「褥瘡や創傷管理に関する教育，研究，専門知識の増進普及を図り，褥瘡の管理（予防，治療およびケア）の充実を通じて，医療，介護ならびに福祉の向上に貢献することを目的」（同学会定款第 3 条）とし，褥瘡や創傷の医療に携わる広範な医療関係者，すなわち医師，看護師，介護職員（介護士・ケアワーカー），栄養士，薬剤師，理学療法士，作業療法士，臨床工学技士，医用工学研究者，薬剤開発技術者などが参集し設立され，現在正会員が 8,000 人をこえる団体であり，褥瘡に関して一定の権威をもつ学会です．このような学会が作成したガイドラインはとても重要であり，**必ずその内容を確認する必要があります**．裁判所も，患者さん側も，このガイドラインの存在を根拠に**看護水準を設定**することがありうるからです．

同ガイドラインによると（**表 4-9**），体圧分散マットレス（粘弾性フォームマットレス，上敷二層式エアマットレス）を使用する場合を除き，**「基本的に 2 時間以内の間隔で，体位変換を行うように勧められる」**（推奨度 B：根拠があり，行うよう勧められる）とされています．絶対安静状態

表 4-9 「褥瘡予防・管理ガイドライン 第 4 版」における体位変換に関する記述

Clinical Question			推奨度	推奨文
予防ケア	CQ9.1	ベッド上では，何時間ごとの体位変換が褥瘡予防に有効か	B	基本的に 2 時間以内の間隔で，体位変換を行うよう勧められる．
	CQ9.2	体圧分散マットレスを使用する場合，何時間ごとの体位変換が褥瘡予防に有効か	B	粘弾性フォームマットレスを使用する場合には，体位変換間隔は 4 時間以内の間隔で行うよう勧められる．
			C1	上敷二層式エアマットレスを使用する場合には，体位変換間隔は 4 時間以内の間隔で行ってもよい．
	CQ9.3	ベッド上の体位変換では，どのようなポジショニングが褥瘡予防に有効か	B	30 度側臥位，90 度側臥位ともに行うよう勧められる．
	CQ9.4	重症集中ケアを必要とする患者にはどのような体位変換が褥瘡予防に有効か	C1	ローリング機能付き特殊ベッドによる体位変換を行ってもよい．
発生後ケア	CQ9.5	関節拘縮を有した高齢者には，どのようなポジショニングを行うとよいか	C1	体圧分散用具・クッションを用い，ポジショニングを行ってもよい．
	CQ9.6	殿部の褥瘡を保有する患者には，どのようなポジショニングが褥瘡治癒促進に有効か	C1	30 度側臥位・頭部挙上位以外のポジショニングを行ってもよい．
	CQ9.7	重症集中ケアを必要とする，褥瘡を保有する患者にはどのような体位変換が褥瘡予防に有効か	C1	基本的に 2 時間以内の間隔で体位変換を行ってもよい．

（日本褥瘡学会：褥瘡予防・管理ガイドライン 第 4 版．日本褥瘡学会，p.G-10，2015 より許諾を得て転載，**赤字**は筆者による）

で体位変換ができない場合などもありますが，褥瘡の発生予防や管理が求められる場合には，**必ず褥瘡に対する治療計画，看護計画などを立案したうえで，その計画に沿って体位変換などの対策を行う必要があります．**

Point　2時間ごとの体位変換を行わない場合には，その合理的な理由を説明できるようにしましょう

もちろん，何らかの合理的な理由がある場合には，必ずしも２時間ごとの体位変換が求められるものではありません．患者さんによって，絶対安静状態である，体圧分散マットレスを使用しているなど，さまざまな事情があることでしょう．このような合理的な理由がある場合にはチームで協議し，対応を決定し，患者さんやご家族に説明をするようにしましょう．

なお，緊急の対応など，何らかの事情で一時的に２時間ごとの体位変換ができない場合もあると思います．本判決はこのような場合にまで即座に「転医義務がある」と判断したものではないと解されますので，早期に体制を整え，適切な体位変換ができるように努めましょう．

3）適切な看護記録を作成するためのポイント

Point　ケアを行ったら必ず記録に残しましょう（再掲，p.94参照）

Point　ガイドラインなどで推奨される方法で行わない場合は，その合理的な理由や説明を記録に残しましょう

ガイドラインなどで推奨される頻度での体位変換を行わない場合などには，**合理的な理由があることやその理由を，患者さんやご家族に説明し，記録に残す必要があります．**ある裁判例では，医療機関側が「体圧分散マットレスを使用していたから２時間ごとの体位交換をする法的な義務はなかった」と主張したのに対し，裁判所は，カルテなどに病院がマットレスを通常のものから体圧分散マットレス（低反発マットレス）に変更したことをうかがわせる記載がないことなどを理由に，「体圧分散マットレスを使用したとは認められない」と判示しています（東京高等裁判所　平成30年9月12日判決　判例時報2426号32頁）．

皆さんも，「**体位変換は原則２時間ごとに行い，記録に残す．２時間ごとに行わない場合はその理由と患者さん・ご家族への説明を記録に残す**」ことを心がけてください．

5　事例の出典

東京地方裁判所　平成９年４月28日判決　判例時報1628号49頁

看護計画はあるけれど作りっぱなし　その影響は？

皆さんの働く医療機関でも，褥瘡対策のための看護計画が立案されていることでしょう．その看護計画は，患者さんに褥瘡が発生したり悪化したりした場合に，適切に追加・修正などがなされているでしょうか．

医療機関に適時調査などが入った際，「看護計画が作りっぱなしであること」を指摘されたという話をしばしば耳にします．患者さんの状態は日々変化しますので，看護計画は一定期間ごとに評価・修正されるものです．

看護計画が立案され，患者さんの状態に応じて修正などがなされていれば，適切な看護を提供していたことを証明しやすくなる可能性があります．事例で確認していきましょう．

1 事例の内容

1）患　者

胸部痛を訴えて，平成 15 年 5 月 9 日に本件病院の CCU に入院し，急性心筋梗塞の治療中の J さん

2）事例概要

5 月 20 日頃，脊髄硬膜外血腫を発症し，椎弓切除と減圧手術が実施されましたが，四肢麻痺，言語障害などが残りました．

5 月 31 日，仙骨部に褥瘡（深度Ⅰ）の形成がみられ，その後，褥瘡は拡大し，9 月 29 日には深度Ⅳに達し，その約 1 年 3 カ月後に急性呼吸不全で死亡しました．

なお，J さんは 7 月 8 日に全身状態が安定してきたため，CCU から個室に移動していますが，**その時点以降の看護記録には，体位交換（体位変換）の記録がほとんどなされていませんでした．**

2 当事者の主張

J が CCU から個室に移動して以降，看護記録などに体位交換の記録が残っていないこと，J の付き添いをしていた J の子らが体位交換を目撃していないことから，担当看護師は 2 時間おきの体位交換を実施していなかった．

- 担当看護師は，褥瘡防止のため，**特に記録化はしていないものの**，おおむね 2 時間ごとに体位交換を実施していた．
- J は，体位交換に非協力的であり，そのために一時的に褥瘡が悪化することはあったが，体位交換自体はかなりの頻度で実施していた．

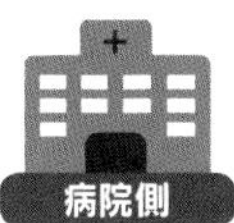

3 裁判所の判断

裁判所は次のように判断し，看護記録に記載はないものの，**「担当看護師はおおむね2時間を目安に体位交換を実施していたと認められる」**と結論づけました．

> 本件病院の担当医師・看護師は，当初からJが褥瘡を生じる危険性の高い患者であると認識しており，**褥瘡予防のための看護計画や，褥瘡発症後はこれに対する治療・看護計画を作成するなどしており，褥瘡が拡大してからは病院内の褥瘡対策チームを関与させて対処する**など，褥瘡に対する対処の必要性を十分認識していたこと，看護記録の中には，体位交換をめぐるJのナースコールや，側臥位から仰臥位への体位交換をめぐるJと看護師とのやりとりもしばしば見受けられることに照らせば，「2時間おきの体位交換は，看護業務の中でルーティンとして実施されていた」という看護師らの供述は信用できる．

4 裁判例から考える適切な看護ケアと看護記録

1）裁判例のポイント

本件の病院では上記のとおり，褥瘡対策のための看護計画が立案され，必要に応じて修正され，さらには褥瘡対策チームの関与もありました．裁判所は，これは病院側が褥瘡に対する対処の必要性を十分認識していたからにほかならず，その他の体位交換に関連する記載とあわせてみれば，適切な体位交換がなされていたものといえると判断しました．

このように，**適切な内容の看護計画が立案され，それが状況に応じて作り直されていることは，皆さんが適切な看護を提供していたことを示す一つの証拠**になりえます．皆さんが日頃，立案されている看護計画は，この意味でもとても重要なものですので，適切に作成するようにしましょう．

なお，本件では欠けていましたが，**看護計画**とともに，その計画どおりに**実施したことの記録も重要**になりますので気をつけてください．

2）適切な看護ケアを提供するためのポイント

Point　患者さんの状況に応じて，看護計画の追加・修正を行いましょう

看護計画とは，「看護を必要とする人の健康問題と期待する成果，期待する成果を得るための個別的な看護実践の計画を記載したもの」です[3)]．当然のことながら，患者さんの健康問題の変化に応じて，適宜，追加・修正などが必要になります．

p.96のIさんの事例での裁判所の判断にもあるとおり，裁判所は，たとえば褥瘡の発生する前と後のように患者さんの状況が変化した場合には，医療者の対応も当然変わるものと考えています．そのため，状況が変化したにもかかわらず対応を変えず，患者さんに悪影響が生じた場合には，「漫然と従前の対応を繰り返し」といった強い口調で医療者の行為を非難することがあります．

転倒・転落や誤嚥といった事例においても，一度事故が発生したにもかかわらず，対応の再検討や見直しがなされず，再び事故が発生した事例では，医療機関側の責任が認められる傾向にあります．注意しましょう．

皆さんも，褥瘡対策のための看護計画は必ず作成し，患者さんの状況に応じて追加・修正などを行うようにしていきましょう．

Point 看護計画を立案したら，そのとおりに行いましょう

褥瘡対策のための看護計画の重要性はすでに説明してきたとおりですが，当然のことながら，**看護計画の立案をするだけでなく，そのとおりに実施することが重要**になります．この点，裁判所は，褥瘡発生のリスクの高い患者H'さんに対し，病院側が看護計画（「**体位変換を最低2時間ごとに行う**」などと記載されたもの）どおりに体位変換を行わずに褥瘡が悪化した事例において，次のように判示しています（東京地方裁判所　平成30年3月22日判決　判例時報2426号36頁／東京高等裁判所　平成30年9月12日判決　判例時報2426号32頁）．なお，本事例において病院側は，「ガイドラインの性質やその推奨度から，体位交換を2時間ごとに行う義務はない」などと主張していました．

> 本件病院では，**体位交換を最低2時間ごとに行うこと，体圧分散を図る等の看護計画を設定しているのであり，自ら設定した看護計画等を遵守しないということは相当ではない．**
> また，H' の褥瘡発生のリスクや圧力の皮膚組織に与える影響等を考慮すると，少なくとも体圧分散マットレスを使用していない状態では体位交換を2時間ごとに行うべきであった．

3）適切な看護記録を作成するためのポイント

Point 看護計画を立案するとともに，実施したことを記録に残しましょう

言うまでもなく，計画はその実施とセットで重要となります．「計画があること」と「実施したこと」が別であることについては，すでに説明したとおりです（p.94参照）．

本件において，適切な看護計画などが立案されながら実施の記録がなされなかった経緯は不明ですが，実施の記録がなされていれば，少なくとも病院側の「2時間おきの体位変換を行っていたこと」の証明はもう少し容易になったはずです．皆さんも，適切な看護計画を立案したうえで，実施したことを記録に残すよう心がけてください．

5 事例の出典

東京地方裁判所　平成22年4月15日判決　ウエストロー・ジャパン

5 誤嚥に関する裁判例

おにぎりで誤嚥事故発生　見守りは適切だったか

医療機関には，年齢（特に高齢者や幼児），疾患や薬剤などの影響から，**誤嚥**（食べ物や異物を気管内に吸い込むこと）を起こしやすい患者さんが多くいらっしゃいます．誤嚥により，窒息や誤嚥性肺炎を発症すると死に至ることもあります．

そこで看護師は，患者さんの嚥下状態を正確にアセスメントすることにより，誤嚥のリスクを把握し，リスクがある場合には，誤嚥事故の発生を防止する対策をとらなければなりません．**誤嚥防止のためには，適切な食事の提供，適切な監視介助，適切な救命を行うことなどが重要になります．**

同じ患者さんであっても，提供する食材の性質や義歯装着の有無などの状況によって，求められる見守りの程度は変わってきます．この点について，おにぎりによる誤嚥事故事例を通して確認していきましょう．

1　事例の内容

1）患　者

尿路感染症などで入院中のKさん（80歳男性）

2）事例概要

Kさんはある日，おにぎりを誤嚥して窒息し，意識が回復しないまま呼吸不全により死亡しました．

2　当事者の主張

担当看護師には次の過失がある．

- 嚥下状態が悪かったにもかかわらず，咀嚼・嚥下しにくいおにぎりを提供した過失
- 歯科医師から食事摂取時は必ず義歯を装着するよう指示されていたにもかかわらず，義歯を装着させなかった過失
- 誤嚥しないように，また，誤嚥した場合に直ちに吐き出させるために見守りをすべきであったにもかかわらず，これらを怠った過失

担当看護師に過失はない.

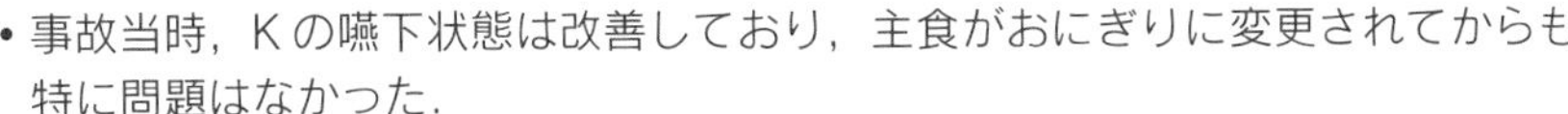

- 事故当時，Kの嚥下状態は改善しており，主食がおにぎりに変更されてからも特に問題はなかった.

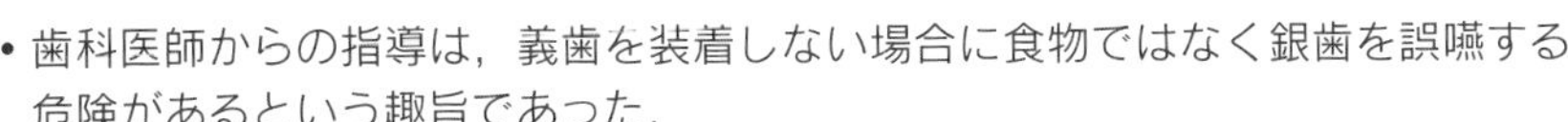

- 歯科医師からの指導は，義歯を装着しない場合に食物ではなく銀歯を誤嚥する危険があるという趣旨であった.

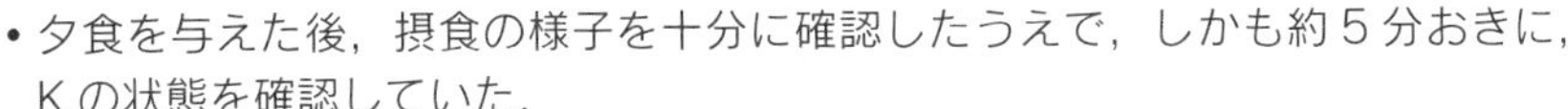

- 夕食を与えた後，摂食の様子を十分に確認したうえで，しかも約5分おきに，Kの状態を確認していた.

3 裁判所の判断

1）担当看護師は誤嚥事故を予見することができたか

裁判所は，まず，Kさんの看護計画において「誤嚥のリスク状態」が看護目標とされ，嚥下しやすい食事が提供されたものの，食事の際にたびたびむせていたこと，歯科医師から誤嚥防止のために義歯を装着して摂食するように指示を受けていたことなどから，**担当看護師は誤嚥事故を予見することができた**と判断しました.

2）担当看護師は誤嚥事故の発生を回避する義務を怠ったか

看護師が誤嚥事故の発生を防止する義務を怠ったか否かについて次のとおり検討し，**看護師には適切な見守りをしなかった過失がある**と判断しました.

おにぎりを提供した過失について

嚥下状態が悪いKに対し，常食であり消化移行食でないおにぎりを提供したことは適当ではなかったものの，当時，Kの食欲不振解消が重要事項となっており，Kの希望にそって提供されたものであったこと，これまでおにぎりでむせたことはなく，注意して嚥下する限り誤嚥することはないこと等を考慮すれば，おにぎりを提供したこと自体が直ちに過失とまではいえない.

➡ **過失なし**

歯科医師からの指示に従わず，義歯を装着しなかった過失について

Kは，当時，わずかに残っていた歯もぐらついており，「誤嚥防止のために食事摂取時は必ず義歯を装着するように」との歯科医師の指示があった．しかしながら，Kは，摂食の際，義歯の装着を勧めてもこれを拒否していたし，老人性痴呆症状も呈しており，看護師の説得に応じることは期待できず，看護師が嫌がる患者本人に強制的に義歯を装着することは実際上不可能であるから，看護師がKに義歯を装着すべき義務を怠ったとすることはできない.

➡ **過失なし**

適切な見守りをしなかった過失について

Kは，嚥下状態が悪く，看護師は，事故前日の朝食時に牛乳を飲ませた際にKがむせたことを現認していた．また，誤嚥防止のために義歯の装着を指示されていることを認識しており，しかも，夕食提供時にKに対し義歯装着を勧めたが，拒否されたため，義歯を装着させないまま，嚥下しにくい食物であるおにぎりをKに提供したのであるから，**看護師はより一層誤嚥の危険性を認識していた．**
このような場合，**看護師は，Kが摂食する際，一口ごとに食物を咀嚼して飲み込んだか否かを確認するなどして，Kが誤嚥することがないように注意深く見守るとともに，誤嚥した場合には即時に対応すべき注意義務**があるにもかかわらず，これを怠り，Kの摂食・嚥下の状況を見守らずに，約30分間も病室を離れていたのであるから，この点に過失がある．➡**過失あり**

4　裁判例から考える適切な看護ケアと看護記録

1）裁判例のポイント

本件において裁判所は，Kさんの嚥下状態とあわせて，おにぎりがKさんにとって嚥下しにくい食べ物であることや義歯を装着していなかったことなどを考慮したうえで，看護師のあるべき見守りの程度を判断しています．このように，**同じ患者さんであっても，提供する食べ物の特性や義歯装着の有無など，患者さんの状況により求められる見守りの程度は変わってきます**ので，注意が必要です．皆さんもこの点を意識し，見守りの体制を整え，適切な監視を行うようにしましょう．

2）適切な看護ケアを提供するためのポイント

Point　患者さんの状態を適切にアセスメントし，誤嚥リスクを把握しましょう

適切な誤嚥防止対策を行うためには，その前提として，まず**患者さんの状態を適切にアセスメントすること**が重要になります．このアセスメント項目と，誤嚥事故の予見可能性の判断に影響を与える項目はほぼ同じです（**表4-10**）．

表4-10　誤嚥事故の予見可能性の判断基準

- 患者の年齢（高齢者，幼児など）や健康状態
- 患者の過去の誤嚥事故発生の有無
- 患者の疾病の内容（認知症，脳血管疾患，パーキンソン病など）
- 口腔内の機能（義歯の状況，歯や口腔内の痛み，口腔・咽頭・食道・舌の疾患など）
- 服用している薬剤の影響（向精神薬，睡眠薬など）
- 精神状態（傾眠状態，焦燥感，筋緊張，ふらつきなど）
- 普段の摂食状況（食べるのがはやい，つめこみ過ぎ，咀嚼しないなど）
- その他（意識障害の有無など）　　　　　　など

表 4-11　誤嚥防止のために看護師が負う注意義務とその具体的内容

看護師の負う注意義務	具体的内容
適切な食事の提供	食事の内容が患者の状態に合っているかを確認する ・料理の素材や形状が咀嚼・嚥下しやすいものかを確認する ・食材の性状（きざみ食や汁物などに注意）や硬さなどにも注意する
適切な監視介助	適切な食事介助を行う ・誤嚥を起こしにくい姿勢の保持，摂取のペースや口に運ぶ食べ物の大きさなどに配慮する ・患者から離れる際はリスクを予測し対処する ・食材の特性，義歯の装着の有無などから，より高度な見守りが必要になる場合がある
適切な救命措置	万が一の時は，適切に救命措置を行う ・気道確保，気管内の異物除去，心肺蘇生など

Point　適切な誤嚥防止対策をとりましょう

誤嚥防止対策としては，適切な食事の提供，適切な監視介助，適切な救命措置などが重要です．誤嚥防止のために看護師が負う注意義務と，その具体的内容を**表 4-11** に示します．

Point　見守りのために十分な人員を配置しましょう

本件における見守り（見回り）の頻度について，病院側は「5分おきにKの状態を観察していた」「当時の看護体制の下では5分程度の間をあけて摂食状況を確認するのはやむをえなかった」と主張していましたが，裁判所は，「看護師は約30分間病室を離れて，摂食の様子を観察していなかった」と認定しています．この判断の過程において，裁判所は本件で求められる見回りの頻度について次のように述べています．

> 仮に，病院側の主張のとおり5分程度の間隔で摂食状況を確認していたとしても，Kは誤嚥する危険性が高かったのであるから，準夜帯で看護師の人数が少なく，夕食の世話をすべき患者が多いことを考慮にいれても，**5分おきの見回りでは足りず，少なくともより頻回な見回りをすべきであった**．そして，仮に，担当看護師が忙しいのであれば，本件病院ではフリーの立場にある看護師が応援する体制となっていたのであるから，応援を求めれば足りると考えられる．

医療機関などにおける人員には限りがあり，行うべき業務に優先順位をつけて対応する必要があります．本件のように嚥下状態の悪い患者さんに対し，嚥下しにくい食べ物を提供した場合には，見回りを強化するなど，徹底した対応が必要になります．

Point　患者さんの希望に沿って食事を提供する際も誤嚥を防ぐ工夫をしましょう

本件では，食欲不振が続き摂食量が少なかったKさんに対し，看護師長が食べたいものを尋ね，本人が希望したおにぎりが提供されています．このように，食欲不振の患者さんに対し，なるべく食が進むよう本人の嗜好を考慮して食事を提供することはとても重要です．もっとも，**患者さんの希望に沿って食事提供する場合にも，誤嚥を防ぐために食材の提供方法などを工夫しなければなりま**

せん．過去には，介護老人保健施設において，パーキンソン病で通常，全粥などを提供されていた入所者に対し，本人の希望もあり，医師の判断で刺身を常食で提供したところ，誤嚥して窒息し，その後死亡したという事例がありました．この事例において，裁判所は次のように判断し，施設側の過失を認定しています（水戸地方裁判所　平成23年6月16日判決　判例時報2122号109頁）．

入所者K'の嚥下状態は良好とは到底評価しがたい状況であり，誤嚥の危険性があり，医師ら施設の職員はこれを認識していた．**K'に提供された刺身は健常人が食べるのとそれほど異ならない大きさで，嚥下しやすくするための工夫は加えられていなかった．**刺身，特にまぐろは筋がある場合には咀嚼しづらく噛み切れないこともあるため，嚥下能力が劣る高齢者に提供するのに適した食物とはいい難く，施設の職員は，K'に対しそのような刺身を提供すれば，誤嚥する危険性が高いことを十分予想し得た．

➡過失あり

また，当然のことながら，**いくらご本人の希望があるとはいえ，たとえば，常食が食べられない人に常食を提供するといったことはできませんので注意してください．**

3）適切な看護記録を作成するためのポイント

Point　看護記録の修正や追記は適切に行いましょう

本件においては，誤嚥事故時のKさんの見守り（見回り）状況が問題となっています．患者さん側が，「見守りが不十分であった」と主張したのに対し，病院側は，看護日誌などの記載をもとに，「夕食（おにぎり）を提供した時間は18時25分で，その後5分おきに見守りをしていた」と主張しました．

病院側の見守り状況が問題となった大きな理由の一つに，**看護日誌の不自然な記載**がありました．判決文によると，本件の看護日誌には次のように記載されていました．その記載に対する看護師の説明もあわせて整理します．

看護日誌の記載	看護師の説明
事故当日，Kさんに夕食を提供した時刻について	
「18：05」との記載が，その後，**「05」が二重線で抹消されて「25」と訂正**されていた．	「別の患者の処置をした時刻を間違えて記載したので訂正した」
その次の行について	
1行（一枠）の中に，18時30分と35分の記載がなされていた．具体的には，**35分の記載**（「35　ごはんを詰まらせているので，ギャッジアップを下げる」）**がなされた後に，同じ行（枠）に30分の記載**（「30　おいしーと云って食べている」）**がなされた．**	「メモを書き写す際に18時30分の事績を書き写すことを失念し，これにすぐに気づいて，35分の記載の上に書き加えた」

これらの記載について，裁判所は次のように判断しました．

1行（一枠）の中に2行分の記載がされているのは，ほかの日時の記録にはほとんど見られない．
看護師は，本件事故当日の記録について，当初はすべてメモに基づいて記録したと供述しながら，後に18時35分以降の記録はメモに基づいて記載したが，それ以前の記録はメモに基づくものではないと供述を変遷させており，変遷後の供述を前提とすると，**夕食提供後，本件事故発見までの時間帯の記録については，看護師の記憶に基づいて作成されたにすぎず，**その信**用性**はメモに基づいて作成された場合にくらべて**格段に低い**といわざるを得ない．
よって，看護日誌の記載は信用できない．看護日誌の不自然な記載の仕方などに照らせば，看護師は，**18時5分にKにおにぎりを提供**した後，**18時35分に窒息状態のKを発見**するまでの間，Kの病室に戻らずに，摂食の様子を見守っていなかったものと推認するのが相当である．

➡訂正前の看護日誌の記載のとおり認定

前章で述べたとおり，看護記録の修正や追記は適切に行わなければなりません（p.48～50参照）．その前提として，院内の記録の記載基準に修正と追記の方法を定める必要があります．

本件においては，18時35分の記録の後に，18時30分の記載が必要になったのであれば，「追記」として，18時35分の記録の後に記載すればよいですし，仮に，18時5分以降，5分おきに見守りをしていたにもかかわらず記録が残っていないという状況であれば，こちらも「追記」として，見守りの際の観察ポイントとその結果を記載すればよかったものと考えます（訂正・追記の方法についてはp.149～150参照）．

5 事例の出典

福岡地方裁判所　平成19年6月26日判決　判例時報1988号56頁／判例タイムズ1277号306頁

蒸しパンで誤嚥事故発生　意識障害がある患者さんへの適切な対策とは？

意識障害のある患者さんは誤嚥の危険性が高く，摂食は基本的には意識障害がない状態で行われる必要があります．もっとも，食事は必要な栄養やエネルギー源となり，生命や生活の維持，術後の回復を促すための源となります．また，経口摂取は，本人に食べることの喜びと心身の回復への意欲をもたらすものであり，早い段階で口から摂取できるように積極的に取り組むことが重要となります．

それでは，術後に意識障害が残る患者さんの経口摂取において，看護師はどのような食事介助を行う必要があるでしょうか．事例で確認していきましょう．

1 事例の内容

1）患　者

ある病院で，くも膜下出血の緊急手術を受けたLさん（60歳男性）

2）事例概要

手術後5日目の昼食中，蒸しパンをのどに詰まらせ窒息し，精神障害2級の後遺障害を負ってしまいました．

2 当事者の主張

- 病院側がLに食物を経口摂取させたことや蒸しパンを提供したこと自体に過失がある．
- 病院側には，食事介助にあたり，Lの動作を慎重に観察し，とりわけ蒸しパンを経口摂取する際は，一気に飲み込んでしまう可能性を予測して，一口当たりの量を適切に管理，指導すべき義務があったのにこれを怠った過失がある．

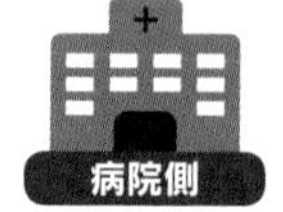

- Lのくも膜下出血の状況，術後の摂食状況，本件事故の2日前にもロールパンを問題なく自力摂取していることなどからも，経口摂取させたことや蒸しパンを提供したことに過失はない．
- 本件当日にLが突然蒸しパンを一気に口の中に入れるといった行為に出ることは予測することはできなかったし，本件事故は瞬間的に起きたものであり，病院の職員がより注意深く観察していたとしても，結果を防ぐことはできなかった．

3 裁判所の判断

1）病院側が本件当日，Lに食物を経口摂取させたこと自体が過失にあたるか

術後のLの摂食状況から，嚥下機能に特段の障害があったとは認められず，医師は，診療録にLの食事の状況について「良好」，「全量摂取」などと逐一記載して，その摂食状況を観察評価しながら，Lに特段の嚥下障害はなく経口摂取が可能であると判断し，経口摂取を継続していたことが認められる．意識障害の状況からしても一概に経口摂取が許されない状況にあったとはいえない．
本件当日の昼食について，Lに経口摂取をさせたことや，蒸しパンを提供したことそれ自体が不適切な措置であるとまで認めることはできない．　**➡過失にはあたらない**

2）Lの食事介助について看護師の過失があったか

Lの状況

本件当日は，手術からわずか5日で，Lの意識状態は午後〇時頃の時点でJCS 3～10〔筆者註：意識レベルの尺度Japan Coma Scale（JCS）で「3」（自分の名前，生年月日が言えない）～「10」（普通の呼びかけで容易に開眼する）状態〕，蒸しパンを口に入れた時点ではJCS 3であり，してはいけないことや，しても良いことを理解する能力が低下し，食事を摂取するにあたり，自分の嚥下に適した食べ物の大きさや柔らかさを適切に判断することが困難な状況にあって，食べ物を一気に口の中に入れようとしたり，自分の嚥下能力を超えた大きさの食べ物をそのまま飲み込もうとしたりする行動に出る可能性があるのみならず，嚥下に適した大きさに咀嚼する能力も低下しており，Lの食事介助に当たる看護師は，そのことを十分に予測することができる状況であった．

パンの特性について

さらに，パンは唾液がその表面部分を覆うと付着性が増加するといった特性を有し，窒息の原因食品としては上位に挙げられる食品であること，このことはリハビリテーションの現場では広く知られている．

看護師の負う注意義務など

本件事故当時Lの食事介助を担当する看護師は，蒸しパンが窒息の危険がある食品であることを念頭に，Lが蒸しパンを大きな塊のまま口に入れることのないように，あらかじめ蒸しパンを食べやすい大きさにちぎっておいたり，Lの動作を観察し必要に応じてこれを制止するなどの措置を講ずるべきであった．

➡過失あり

4 裁判例から考える適切な看護ケアと看護記録

1）裁判例のポイント

本件において裁判所は，術後，意識障害の残る患者さんに対しては，**看護師は食べ物の提供方法を工夫したり，患者さんの動作を観察し必要に応じて制止するなどの措置を講ずべきであった**と判示しています．この判断過程において，本件で患者さんに提供された食材が「蒸しパン」という窒息の危険性の高い食品であったことも，看護師の注意義務の内容を認定する一つのポイントとなっています．

皆さんも，意識障害などの誤嚥のリスクのある患者さんに対しては，提供する食材の性質を意識しつつ，適切な提供方法と見守りをしていただければと思います．

2）適切な看護ケアを提供するためのポイント

Point 意識障害などのある患者さんには適切な食事提供と見守りを行いましょう

私たちは通常，食べ物の形状や硬さ，量などを認知して食べ方を判断しながら，適量を口の中に取り入れています．しかし，本件のような**意識障害のある患者さん**や**認知症などの疾患**により認知機能が低下している患者さんは，その判断ができずに食べ物を一気に口に入れたり，自身の嚥下能力をこえた大きさの食べ物を飲み込もうとしたりすることがあります．

このようなリスクがある患者さんの摂食時には，食べ物の大きさなどに配慮し，必要に応じて行動を制止するなど，適切な対応ができるように見守りましょう．

Point 食べ物の種類や性状，形態に注意しましょう

誤嚥のリスクのある患者さんへの監視介助の方法・程度は，**嚥下状態だけでなく提供する食事の内容によっても変わってきます**．一般に，誤嚥をしやすいとされる食べ物（**表4-12**）を提供する際には，特に注意をする必要があります．

表4-12　誤嚥しやすい食べ物

誤嚥しやすいとされる種類や性状・形態	例
水分などの液体	お茶，ジュース，みそ汁など
口の中でバラバラになって，パサつくもの	ゆで卵，そぼろ類，おから，とうふなど
水分の少ないもの	パン，いも類など
噛むことが難しいもの	こんにゃく，かまぼこ，ごぼう，たこ，いか，きのこ類など
粘りのあるもの	もち，まんじゅうなど
口の中に付着しやすいもの	のり，わかめ，ウエハースなど

最近の裁判例で，入所中の利用者が，食堂でおやつのドーナツを摂食している時に意識消失し病院に搬送され，その約1か月後に亡くなったという事例がありました．おやつの配膳と食事介助を行っていた准看護師は業務上過失致死傷罪（刑法211条1項）に問われました（第一審：有罪，控訴審：**無罪**）．本事例では，事故発生の6日前にその利用者のおやつが常菜系からきざみ・とろみ対応のもの（ゼリー系）に変更されていたという事情があり，この点を准看護師が知りえたかが問題となっています（■Column 10）．

提供される食べ物の種類や性状，形態に変更があった場合には，その変更理由と変更後の形態に注意を払い，適切な監視介助を行うようにしましょう．

3）適切な看護記録を作成するためのポイント

Point 見守りを実施した記録を残しましょう

裁判所は，看護師が注意義務を果たしたかという点について次のように述べ，看護師に過失があったとの結論に至っています．

本件において，看護師は蒸しパンを食べやすい大きさにちぎって与えることをしなかったことは明らかであるが，**それ以上に具体的にどのようにＬの動作を観察し，どのように対応したかは証拠上不明であって，**注意義務を尽くしていたと認めることはできない．　➡**過失あり**

これは，本件において，看護師が適切な監視介助を行っていたとしても，記録などの証拠からその事実が認定できなかったということです．医療機関側が適切な対策をとっていれば，結果として事故が発生し患者が亡くなったとしても，責任を負うことはありません．しかし，適切な対策をとっていたことを示す記録がなければ，それを証明することができません．

皆さんも，誤嚥のリスクのある患者さんへの監視介助については，適切に対応したうえで，それを記録に残すように心がけてください．

5 事例の出典

東京地方裁判所　平成 26 年 9 月 11 日判決　判例時報 2269 号 38 頁

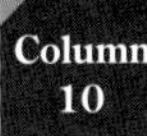

誤嚥事故に関する最近の裁判例から学ぶ―「多職種間の情報共有」の重要性

最近，特別養護老人ホームにおいて，看護業務のほか，一部の介護業務にもあたっていた准看護師が，利用者に配膳すべき間食の形態の確認を怠り，誤ってゼリーではなくドーナツを配膳したことにより，利用者が窒息し亡くなったという事例がありました．この准看護師は，業務上過失致死傷罪（刑法 211 条 1 項）に問われました．

第一審は，「嚥下障害などはないものの，認知症などの影響で食べ物を小分けにすることなく丸飲みしてしまう傾向があるなど，食物を口腔内で細かくする能力に問題があった利用者にとって，本件ドーナツ（直径約 7cm，厚さ約 3cm）は，窒息を生じる可能性がある食べ物であるといえる」と認定し，「准看護師は，このようなものが提供された場合，誤嚥，窒息などにより，利用者に死亡の結果が生じることは十分に予見できた」と判断しています（准看護師は有罪）．

それに対し，第二審は，「ドーナツは本件施設入所後も食べていた通常の食品であり，それによる窒息の危険性の程度は低かったこと」，「おやつの形態変更はあったものの，その経緯，目的に窒息の危険を回避すべき差し迫った兆候や事情があって行われたわけではなく，間食について窒息につながる新たな問題は生じていなかったこと」「おやつをゼリー系のものへ変更することは介護士間で情報共有されていたものの，准看護師は容易に知りえなかったこと」などを理由に，「准看護師が本件ドーナツで利用者が窒息する危険性やこれによる死亡の結果の予見可能性は相当程度低かった」と判断しています（准看護師は無罪）．

私たちは，この事件から何を学ぶべきでしょうか．本件における問題の一つとして，看護職と介護職の間の情報共有の問題があります．患者さんの生命身体にかかわる重要な情報は，多職種間で共有されなければなりません．情報共有がうまくなされないと医療事故につながる危険性があります．皆さんの職場でも，重要な情報を多職種間で共有することができているか，確認してみてください．

6 注射に関する裁判例

注射による神経損傷　神経の走行部位は予測できたか

注射は，看護師の業務の一つである診療の補助行為として，医師の指示のもとで行われる医行為です．注射による神経損傷に関する裁判例は，注射行為と結果との因果関係が明らかであることが多く，比較的，注意義務違反が認められやすいのが特徴です．

もっとも，注射事故のなかには，**現在の医療水準に照らし，損傷した神経の走行部位を予見して回避することができず，不可抗力で起きてしまう事故もあります**．注射による神経損傷について裁判所がどのように考えているか，事例で確認していきましょう．

1　事例の内容

1）患　者

めまいや平衡障害を訴えて病院を受診したMさん（26歳女性）

2）事例概要

平成15年5月9日，医師の指示を受けた看護師が，Mさんの左肘内側に静脈注射を行いました．注射の際，薬液の注入に抵抗を感じた看護師は，Mさんに対し痛みの有無を確認しながらも注射を続行しました．

Mさんは，平成15年5月10日（注射の翌日），A病院（注射を受けた病院とは別の病院）において，左肘痛，左上肢機能障害と診断され，B病院においても，左前腕部痛と診断されました．

翌11日（注射から2日後），C病院において，正中皮静脈の血腫，**左全指の知覚低下**が認められました．同月13日には，左肘屈側（前面）で正中神経上を叩打すると左手指に放散する**ティネル徴候**が認められました．

その後，Mさんは，C病院で**正中神経障害**，**カウザルギー**と診断され，平成16年12月21日から受診したD病院では，左手鷲手変形，色調異常，冷感があり，**左前腕CRPS（複合性局所疼痛症候群）**と診断されました．

2 当事者の主張

1）M の訴えを聞きながら注射を継続したことについて

刺入部に激痛が走り，指先のしびれや寒気を感じたものの我慢をしていたが，**看護師から痛いかと問われたので，「すごく痛い」と答えた**．しかし，看護師は注射を継続し，医師の指示も受けなかった．

注射の時，M が看護師に痛みを訴えたことはない．

2）正中神経を損傷したことなどについて

注射位置である左肘内側部分の周辺には，静脈に近接して正中神経も走行しており，看護師は不適切な部分に注射針を刺入することのないよう十分に注意する義務がある．

また，注射液が静脈外に漏出しないよう正確に静脈に刺入し，これを確認した上で注入すべき義務がある．

しかし，看護師はこの義務を怠り，漫然と注射針を正中神経部位に刺入したか，あるいは静脈外に注射液を漏出させ正中神経に障害を生じさせた．

注射針が直接正中神経を損傷した場合には，患者には我慢できないほどの激痛が走る．M が痛みを我慢していたというのであれば，注射針が正中神経を損傷したということはありえない．

また，注射液が漏れて正中神経を損傷した場合には，発赤，腫脹などの静脈炎を疑わせる所見があるものの，本件においてそれらは認められていない．

仮に，本件注射を契機に症状が発生したとしても，それは前腕皮神経の損傷が原因と考えられるが，前腕皮神経の損傷を回避することは，現在の医療水準に照らしておよそ不可能である．

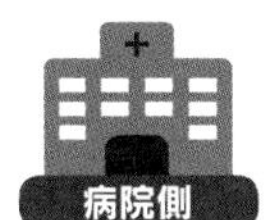

3 裁判所の判断

1）M の訴えを聞きながら注射を継続したことについて過失があるか

裁判所は，まず看護師が M さんの訴えを聞きながら注射を継続したことについて，次のように判示しました．

注射を中止すべきと判断されるほどの激痛を M が訴えたこと，注射が中止されるべき事情があったことは認められず，注射を継続したことについて**過失があるとまではいうことはできない．**

➡過失なし

2）注射により正中神経を損傷させた過失があるか

看護師が注射により正中神経を損傷させた過失があるかについては，注射による神経損傷の基本的な考え方を示したうえで，次のように判断しました．

注射による神経損傷の基本的な考え方について

正中神経本幹は，肘窩の深部を走行しているということができるから，静脈注射の際，その位置を予見でき，また，注射針を深く刺入しないことでその損傷を回避することが可能である．一方で，内側前腕皮神経などの皮神経については，静脈注射等の際，皮神経の走行位置を正確に予測することは，現在の医学では困難である．
そのため，**静脈注射により正中神経が損傷**されたとすれば，**特段の事情がない限り医療従事者の過失を推認することができる**一方で，**静脈注射により皮神経が損傷**されたとしても，**それのみをもって医療従事者の過失を推認することはできない．**

本件注射により，M のどの神経が損傷されたか

正中神経の支配領域の知覚低下，同領域へのティネル徴候が認められ，正中神経本幹が損傷された可能性はある．しかし，その一方で，注射後，正中神経の運動機能などに異常はなく，2 日後には正中神経の支配領域外にも知覚低下が認められたこと，M には注射後 CRPS の症状があったことから，M の内側前腕皮神経等の損傷に起因して CRPS 症状を呈して交感神経亢進の状態になったことが，直接の損傷部位でない正中神経領域にティネル徴候を生じさせる原因となった可能性も否定できない．

看護師には注射により正中神経を損傷させた過失があるか

注射により損傷された神経は不明であり，正中神経が損傷されたことを前提として**看護師の過失を推認できない．**

➡過失なし

4　裁判例から考える適切な看護ケアと看護記録

1）裁判例のポイント

本件の裁判所は，注射により神経損傷が生じたことを認めたうえで，「**注射により損傷されたのはどの神経か**」を判断し，看護師の過失を否定しています．その考え方としては，**正中神経が損傷**された場合には，その走行部位を予見でき，注射針を深く刺入しないことでその損傷を回避することができるから，特段の事情のないかぎり過失が推定される．他方で，**皮神経が損傷**された場合には，走行部位を正確に予見することが現代の医学では難しいことから，それのみでは過失が推定されないというものです．

このように，注射の事故においては，**どの神経が損傷されたかが医療者の責任との関係で重要**になります．静脈注射を行う看護師は，静脈注射に用いられる血管や神経走行の知識などをしっかりと身につけ，正中神経のように走行部位を予見できる神経を損傷することがないように静脈注射を行いましょう．

2）適切な看護ケアを提供するためのポイント

Point 不適切な部位に注射針を刺入しないように注意しましょう

本判決によると，静脈注射により正中神経を損傷してしまった場合には，特段の事情がないかぎり医療機関側の過失が推定されることになります．これは，通常の裁判においては，患者さん側が「医療機関側に過失があった」ことを主張立証すべきところを，反対に，**医療機関側がまず自分たちに「過失がなかった」ことを主張立証しなければならない**ということを意味します．これは実に大変な作業です．

採血に先立つ試験採血において，注射針の穿刺により内側前腕皮神経を損傷してしまった事例においても，裁判所は次のように判示しています（大阪地方裁判所　平成8年6月28日判決　判例時報1595号106頁／判例タイムズ942号214頁）．

> 注射器の使用による神経の損傷は，**橈骨神経，坐骨神経及び正中神経に関しては，その部位を予見することによって神経損傷を回避することができる**が，前腕皮神経に関しては，静脈のごく近傍を通過している前腕皮神経の繊維網を予見して，その部位を回避し，注射針による穿刺によって損傷しないようにすることは，現在の医療水準に照らしおよそ不可能である．

したがって，**静脈注射は，血管や神経の走行部位などに関する正しい知識を身につけた者が行い，**不適切な部位（橈骨神経，坐骨神経および正中神経など）に注射針を刺入しないように注意する必要があります．

Point 静脈注射を行う際の注意点を理解して実施しましょう

本判決では，静脈注射を行う際には**表4-13**に示すことを行うように求めています．いずれも重要ですので必ず確認し，院内の静脈注射の実施に関するマニュアルなどを作成するうえでの参考にしてください．

また，「静脈注射の実施に関する指針」（日本看護協会）[4]は，静脈注射を行うための適切な手順を定めています．この指針は，裁判の場などで静脈注射の実施に関する看護水準が判断される際に

表4-13　静脈注射を行う際の注意点（判決文より引用）

- 静脈内に注射する際には，神経損傷のリスクを避けるため，深く刺さないよう注意すべきである
- 静脈内に針が入ると針先の抵抗の減弱を感じるので，血液の逆流を確認する
- 注射に際して放散痛や激痛等が認められれば，神経損傷の可能性があるため，**すぐに針を抜き，刺した箇所より末梢側の動き，放散痛や激痛の持続等を観察し，主治医に報告する．**

表 4-14　適切な手順による静脈注射の実施

1. 患者の状態をアセスメントする
2. 実施する環境を調整する
3. 適切な方法で薬剤を準備する
4. 身体的拘束や侵襲が最小限となるような方法を選択する
5. 患者の不安や恐怖への対応を十分行う
6. 注射針（カテーテル）は無菌操作によって挿入する
7. 注射針（カテーテル）を適切な方法で固定する
8. 適切な方法で薬液を注入する
9. 適切なライン管理を行う
10. 注射中，注射後の患者の状態を観察し，異常を早期に発見する
11. 異常を発見した場合は適切に対処する
12. 適切な方法で注射針（カテーテル）を抜去する
13. 医療廃棄物を適正に処理する
14. 記録

（日本看護協会：静脈注射の実施に関する指針．日本看護協会，pp.19-22，2003 より引用）

重視される傾向にあります（患者さん側が「指針の内容が当時求められる看護水準だった」と主張することも多くあります）．マニュアル作成時に参考にするとともに，必ず遵守するよう周知徹底してください（**表 4-14**）．

3）適切な看護記録を作成するためのポイント

Point　患者さんに異常時についての説明を行い，そのことを記録に残しましょう

本件では，患者さんから血管外漏出の主張がありますが，血管外漏出や静脈炎などを発見した場合には，ただちに輸液を中止し抜針する必要があります．異常を早期に発見するため，注射時に患者さんに対し，刺入部の痛み，腫脹，発赤，熱感，硬結，滴下不良など，気になることがあった場合にはすぐに知らせるように説明をしておくことが重要になります．そして，その説明の実施について記録に残しましょう．

Point　静脈注射に関するマニュアルなどに，事故発生時の対応も記載しましょう

注射事故においては，本件のように，後々患者さん側から「注射の際に痛みがあった」と主張されることがあります．医療者は，注射の際に患者さんから「痛みがある」と伝えられた場合には記録に残しますが，そのような主張がなかった場合には特に記録を残さないことがほとんどでしょう．このような場合，「患者さんが痛みを訴えていなかったこと」を証明する証拠は医療者の証言のみとなり，患者さんとの間で水掛け論になりかねません．

この問題への対処として一つ考えうる方法は，**注射事故発生時の対応などをマニュアルに記載**しておくことです．静脈注射に関するマニュアルに，事故発生時の対応の手順やチェック項目なども記載してあれば，「患者さんから痛みの訴えがある場合には，本マニュアルに記載されているチェック項目を確認したうえで対応し，記録に残している．よって，記録がないということは，痛みの訴えは特になかったことを示している」といった主張が可能になります．

もちろん，マニュアルがあることと，実際に行ったかどうかは別の問題ですが，事故発生時に適切に対応するため，また，紛争に発展した際に医療者側に主張の拠りどころが何もないという状況を招かないためにも，意義のある方法といえます．

もっとも，記録方法を工夫するなどして，注射の際に患者さんから訴えがなかったこと，客観的

にも異常がなかったことを簡単に記録に残すことができれば，それがよりよい方法です．皆さんの医療機関でも，紛争予防という観点から記録方法などを再検討していただければと思います．

5 事例の出典

岡山地方裁判所　平成 23 年 6 月 14 日判決　判例タイムズ 1382 号 287 頁

注射による神経損傷　手技は適切だったか

前項の裁判例は，注射の手技に問題がないことを前提とした事例ですが，もちろん，医療水準に照らして注射の手技に問題があれば，その行為によって生じた結果については責任を負わなければなりません．では，看護師の注射の手技が問題になった裁判例をみてみましょう．

1 事例の内容

1）患　者

甲状腺右葉半切除手術を受けるため，病院の耳鼻咽喉科に入院したＮさん（30 代女性）

2）事例概要

平成 22 年 12 月 22 日，手術に先立ち，看護師が点滴ルートを確保するためにＮさんの病室を訪れました．まず，看護師は利き腕と逆の左前腕に穿刺することとし，指の腹でこすって血管を探したところ，橈側皮静脈と手背の静脈が怒張しました．しかし，Ｎさんから「手背は避けてほしい」と言われたため，駆血帯を一度外して右腕の血管を同じように探しました．その結果，右腕の血管のうち，手背と前腕正中皮静脈が怒張しましたが，前腕正中皮静脈は細く弾力が弱かったため，看護師は左腕の橈側皮静脈に穿刺することとし，**Ｎさんの左手関節から 4 ～ 5cm 付近の部位（以下，「本件穿刺部位」とする）に留置針を穿刺しました．**

Ｎさんは穿刺の瞬間，これまでの点滴ルート確保の際には感じたことのない鋭い痛みを感じ，「痛い」と声を上げました．看護師はＮさんに対してしびれの有無を確認したところ，「しびれはない」と言われたことから，そのままさらに 1 ～ 2 mm進め，留置針を留置しました．

本件穿刺部位には血液の漏出が見られ，小さく膨らんだ内出血の痕ができました．看護師は，点滴が落ちていなかったことから，留置針が穿刺された状態のまま内出血の周辺を軽く叩くなどしましたが，点滴の落下などに変化はなかったため留置針を抜きました．本件穿刺部位には，皮下が腫れたような少なくとも 3mm 程度の大きさの瘤ができ，看護師はガーゼをあてて瘤を強く圧迫しました．Ｎさんはこの時も強い痛みを感じました．

次に看護師は，右前腕の正中皮静脈に穿刺することとし，留置針を穿刺して点滴ルートを確保しましたが，上記の左腕穿刺部位には雪だるまのような形の内出血の痕ができました．看護師は退室時，Ｎさんの様子を確認しましたが，特段の申出はなく，その後ナースコールもありませんでした．

手術室入室後，医師が右前腕の穿刺部位を確認したところ，点滴落下が良好ではなかったため，左手背に留置針を穿刺し直し，点滴ルートを確保しました．その際，Ｎさんは医師に対し，「本件穿刺行為により，左手が痛みで思うように動かせず全体的におかしい」などと訴えました．

その後，頸椎のＭＲＩ検査，筋電図検査，サーモグラフィー検査などが行われ，結果は次のとおりでした．

- **頸椎 MRI 検査**……異常所見なし．
- **筋電図検査**……**伝導速度検査**：正中神経のＦ波の計測，尺骨神経の運動神経伝達速度，橈骨神経の感覚神経はいずれも正常．
  針筋電図検査：第一背側骨間筋，橈側筋手根屈筋，固有示指伸筋で，干渉波の減少が認められた．
- **サーモグラフィー検査**……左前腕の皮膚温低下が認められた．

平成 23 年 3 月 25 日，N さんは橈骨神経損傷による CRPS Ⅱ型（筆者註：末梢神経損傷のある複合性局所疼痛症候群），左上肢の機能はほぼ全廃であると診断されました（症状固定日：平成 24 年 6 月 29 日）．

2 当事者の主張

1）避けなければならない部位に穿刺した過失について

手関節部から中枢に向かって 12cm 以内の部位は神経損傷の可能性が高く，穿刺を避けなければならない義務があった．

手関節付近の橈側皮静脈は浅い位置を走行しており太さも適当であること，穿刺と固定が容易であること等の理由から，点滴ルート確保の際に用いられてきた．

よって，本件穿刺行為の時点において，手関節部から中枢に向けて 12cm 以内の部位に留置針の穿刺をしてはならないという医学的知見が確立していたとはいえない．

2）十分な注意を払わずに穿刺した過失などについて

仮に，1）の義務（筆者註：穿刺を避けなければならない義務）までは認められないとしても，穿刺部位には神経損傷の危険性があることからすれば，これを行い得る技量を持った者が，他部位に比して十分な注意を払った上で行わなければならなかった．

（1）本件看護師の技量について

公益社団法人日本看護協会が作成した「静脈注射の実施に関する指針」[4]によると，留置針の穿刺は，レベル3，すなわち「医師の指示に基づき，一定以上の臨床経験を有し，かつ，専門の教育を受けた看護師のみが実施できるもの」とされている．

本件看護師は少なくとも3回以上失敗したうえ結局点滴ルートを確保できておらず，技量が著しく劣っていたことは明白である．

（2）他部位に比して十分な注意を払わなかったことについて

福岡地裁小倉支部平成14年7月9日判決によれば，採血の際，できるだけ肘部で太い静脈を見つけ，それがない場合には，前腕の加温，把握運動，下垂により静脈を怒張させ，肘部での採血に努める義務があるところ，留置針の穿刺時にも同様の義務があるが，本件ではそれが行われていない．

留置針を穿刺する際には，神経損傷を避けるため，何度も穿刺したり深く穿刺したりしないようにする義務があるが，看護師は，Nの左前腕に留置針を何度も穿刺し，橈骨神経浅枝を損傷した．

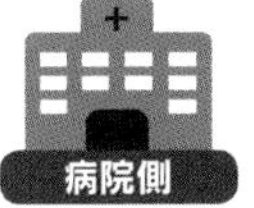

看護師が，これを行いうる技量を持った者でなく，他部位に比して十分な注意を払わなかったとはいえない．

（1）本件看護師の技量について

指針とは，向かうべき方針を意味するものであり，それを遵守しなかったからといって義務違反があったことにはならない．

本件穿刺行為の際の血液の漏出の原因は不明であり，穿刺時の血管漏出は血管の状態によっては誰が行っても起こりうるものであり，このことをもって本件看護師の技量が劣っていたということはできない．

（2）他部位に比して十分な注意を払わなかったことについて

小倉支部判決の事案は，採血時の事案であり，穿刺部位も手関節から2cm余であった．長時間にわたる点滴のための穿刺では，腕の屈伸により留置針がずれて血管の内膜を損傷するリスクがあり，肘部に穿刺することは不適切である．なお，血管の怒張が確認できた時には加温，把握運動，下垂すべてを行う必要はない．

看護師のNの左前腕への穿刺は1回のみであり，何度も穿刺したり深く穿刺したりしておらず，Nの橈骨神経浅枝を損傷したことはない．

3）医師への報告を怠った過失などについて

電撃痛は神経損傷を示すものであるから，穿刺時に，患者がこれを感じた場合には直ちに中止し，医師に報告し，その指示を仰ぐ義務があった.

看護師が医師の指示に基づき留置針を穿刺する場合においては，患者からしびれや強い痛みの訴えがある等特別なことがない限り，医師へ報告する義務はない.

3 裁判所の判断

裁判所は，上記「2　当事者の主張」の 1）～3）の過失について，それぞれ次のとおり判断し，結論として，2）の（2）**看護師が他部位に比して十分な注意を払わなかった点**について，**過失があると**判断しました.

1）避けなければならない部位に穿刺した過失について

医療文献の各記載と証言等（**表 4-15**）を総合するならば，本件穿刺行為当時，手関節部から中枢に向かって 12cm 以内の部位への穿刺について，避けるべきである，避けた方がよいとの考え方が主流であったと認められるが，**同部位への穿刺が禁じられ，避けなければならないという義務が医療水準として確立していたとまで認めることはできない.**

2）十分な注意を払わずに穿刺した過失などについて

「静脈注射の実施に関する指針」によれば，留置針の穿刺は，レベル３とされており，翼状針を用いて行う短時間持続注入の点滴静脈注射等に比べてより高度な技量が要求されている．手関節部から中枢に向かって 12cm 以内の部位に留置針を穿刺する際には，これを行い得る十分な技量を有する者が，他部位に比べて十分な注意を払って行わなければならないというべきである.

（1）看護師が技量を持った者でなかったかについて

本件指針は，留置針の穿刺を行うことができる看護師として，認定看護師や専門看護師等（以下「認定看護師等」という）を挙げているが，それらは例示であると解される．本件看護師の臨床経験や専門の教育の程度から，留置針を穿刺すること自体が過失を構成するものではないし，看護師が点滴ルートを確保する際に３回以上の失敗をしたとまでいうことはできない.

（2）他部位に比して十分な注意を払わなかったかについて

・肘部での穿刺に努める義務について

小倉支部判決は，採血のための穿刺が問題となった事案である．留置針の穿刺の場合は，穿刺後の固定や患者の活動性等を考慮する必要があり，肘部への穿刺はむしろ避けるべきこととされており，本件においては，肘部での穿刺に努める義務があったとは認められない.

・何度も穿刺したり，深く穿刺したりしない義務について

留置針の穿刺の際，神経損傷を避けるため，何度も穿刺したり，深く穿刺したりしないようにする義務がある．

Nは，本件穿刺行為時にこれまで点滴ルート確保の際に感じたことがないような鋭い痛みを感じ「痛い」と声をあげたこと，そこから更に留置針を 1 ～ 2mm 進められ，留置針が穿刺された状態のまま本件穿刺部位を叩かれたこと，ガーゼを当てて瘤を強く圧迫された際も強い痛みを感じたこと，本件穿刺行為以降，左上肢の痛みやしびれ等を感ずるようになったこと，医師が橈骨神経浅枝の傷害を疑ったこと，他病院の医師が本件穿刺行為により左橈骨神経浅枝損傷を発症したとの診断書を作成したこと等から，**本件穿刺行為によってNの橈骨神経浅枝が傷害されたと認めるのが相当である．**

よって，看護師は，本件穿刺行為において，深く穿刺しないようにする義務を怠ったといえ，その点において**過失**がある．

➡過失あり

表 4-15　裁判所が医療水準の検討に用いた医療文献の記載と証言の内容（判決文より引用）

「採血時の末梢神経損傷」（「医療の質・安全学会誌」Vol 5，No 4 に掲載，平成 22 年発行）
・橈骨皮静脈には橈骨神経の皮枝が密に絡まっていることから，採血の際，手関節部の橈骨茎状突起より中枢側 12cm 以内の部位は避けるべき血管である ・手首の橈側皮静脈穿刺時は茎状突起から 10 ～ 12cm 中枢側で行うべきである
「麻酔科診療プラクティス（14）麻酔偶発症・合併症」（平成 16 年発行）
茎状突起から橈骨神経浅枝が出てくる部位までは欧米人で 6 ～ 11cm，平均 8cm と個体差が大きく，そこから手関節の伸筋支帯付近までは神経が静脈と交差したり併走したりし，神経損傷の危険性が特に高くなることから，茎状突起より 12cm 以上中枢側で行うべきである
「手関節橈側で採血を実施し橈骨神経浅枝を損傷」（一般社団法人日本臨床衛生検査技師会の HP 掲載）
手関節部分の橈骨皮静脈からの採血はできる限り避ける
「エビデンスに基づく注射の技術」（平成 18 年発行）
留置針の穿刺部位として橈側皮静脈がよく用いられているが，橈骨神経浅枝が近接しているためこの部位への留置はなるべく避けた方がよい
「安全・上手にできる注射マニュアル」（平成 19 年発行）
前腕橈側皮静脈は点滴静脈注射の注射部位として最も選択されるが，手首に近い部位は橈骨神経損傷の危険性があるため避けた方がよい（手関節から中枢に向かって 12cm 以内の部位に留置針の穿刺がなされている写真が掲載）
「静脈注射の実施に関する指針」（公益社団法人日本看護協会）
静脈注射及び点滴静脈注射の際，蛇行している血管や関節付近は避けるべきであり，神経損傷の危険性が高い部位は避けるべきである（同指針では具体的な部位についての言及はなし）
医師と看護師の証言
・本件穿刺行為当時，点滴ルート確保のための留置針の穿刺については，手背の静脈を優先するがそれが無理な場合は橈側皮静脈を穿刺するのが一般であった ・手首付近の橈側皮静脈に留置針を穿刺してはならないとの医学的基準はなく，それは現在でも変わらない

3）医師への報告を怠った過失などについて

本件穿刺部位は，橈骨神経損傷の危険性が高い部位であり，より慎重な穿刺行為が求められていたのであるから，**患者が痛みやしびれを訴え，それが穿刺に通常伴うものでない可能性がある場合は，医師へ報告し，その指示を仰ぐべき義務があった．**
この点，看護師は，本件穿刺行為の際，N から痛みの訴えがあったことから，しびれの有無を確認したところ「しびれはない」との返答があったこと，また，看護師は，病室から退室する際，N の様子を確認したが，特段の申出はなく，その後ナースコールもなかったこと，N は，点滴スタンドを左手で押しながら歩いて手術室へ入ったことなどから，看護師が N の痛みの訴えについて穿刺に伴う通常の痛みの範囲内であると判断し，医師に報告しなかったとしても，義務違反があったとまでいうことはできない．

4　裁判例から考える適切な看護ケアと看護記録

1）裁判例のポイント

本件において，裁判所は，まず本件注射部位について，多くの文献などから当時の医療水準を検討し（**表 4-15**），避けなければならない部位に穿刺をした過失はないと判断しました．

他方で，看護師の注射の手技については，「**留置針の穿刺の際，神経損傷を避けるため，何度も穿刺したり，深く穿刺したりしないようにする義務**がある」とし，「看護師には深く穿刺しないようにする義務を怠った過失がある」と判断しています．すなわち，本件看護師の注射の手技には，医療水準に照らして問題があったということです．

静脈注射は，薬効作用がはやく，強力である反面，副作用を起こす危険性も高いものですので，必ず適切な技術を身につけた者が行わなければなりません．医療機関などは，静脈注射の実施基準などを作成し，その内容に基づく研修などを行いましょう．また，必要に応じて実施基準などを見直すことも重要です．実施基準の作成・見直しにあたっては，本判決が慎重に医療水準の検討を行ったように，**実施基準作成時の医療水準を適切に見極め，それを満たす内容のものを作成**しなければなりません．

2）適切な看護ケアを提供するためのポイント

Point　静脈注射は適切な技術を身につけた者が行いましょう

本件では，看護師には「注射針を何度も刺したり深く穿刺しないようにする義務がある」とされています．不適切な部位に刺入し何度もやり直すことのないように，静脈注射は主要な神経の走行を把握し，適切な技術を身につけた者が行う必要があります（p.112 ～ 117 の M さんの事例参照）．

Point　刺入時の患者さんの反応を見落とさず，適切に対応しましょう

本件では，「患者さんが穿刺時に『痛い』と声をあげたこと」，それにもかかわらず，「そこから更に留置針を 1 ～ 2 mm 進められ，留置針が穿刺された状態のまま本件穿刺部位を叩かれたこと」が認定されています．

注射においては，悪い結果を発生・悪化させないことが重要です．そのためには，注射後，神経に触れていないことを確認すること（「ピリッとしませんか？」「しびれたりしませんか？」と尋ねること）は当然のこと，**患者さんの反応を見落とさず，痛みなどの訴えがある場合には薬剤の注入を一時止め，腫脹，発赤，湿潤の有無などを確認し，異常がある場合には点滴を中止して抜針します．**異常がない場合でも，痛みの訴えが強い場合は，一度抜針したほうがよいと考えます．

Point 必要時には医師に報告をしましょう

本件においては，注射後の患者さんの様子から，看護師が医師に報告をしなかった点については過失が否定されています．しかしながら，場合によっては，裁判所は**看護師が医師に報告する義務があること**を認めています．

すなわち，本件穿刺部位のように，橈骨神経損傷の危険性が高い部位などに静脈注射を行う場合には，「**患者が痛みやしびれを訴え，それが穿刺に通常伴うものでない可能性がある場合は医師へ報告し，その指示を仰ぐべき義務**」があると判断しているのです．

皆さんも，静脈注射の実施後，患者さんが穿刺に通常伴うもの以上の痛みやしびれを訴えた場合には，躊躇することなく医師に報告し，その指示を受けるようにしましょう．

Point 刺入後も患者さんの観察を続けましょう

静脈注射による合併症などを予防もしくは早期に発見するため，刺入後も観察を続けましょう．患者さんから疼痛や発赤などの訴えがあった場合には，すぐに抜針するなどして医師に報告しましょう．

3）適切な看護記録を作成するためのポイント

Point 患者さんの訴えとその後の対応は適切に記録に残しましょう

本件において，看護師は裁判のなかで，「Nの痛みの訴えは小さい声で『痛い』と言う程度であった」「穿刺から抜去までは1，2秒であった」などと証言しています（看護記録には記載なし）．しかしながら，裁判所は，本件穿刺行為の約3日後にNが記載した日記の内容を根拠に，この看護師の証言を「信用できない」と判断しています．

このように，重要な点について看護記録に記載がないと，後にいくら証言をしても，証言内容を裏づける証拠がなく，信用されないということになりかねません．特に，本件のように看護師の証言内容と患者さんの日記の内容が異なる場合には，看護師の証言の信用性はさらに低下してしまいます（p.43の■Column 6参照）．

穿刺後，何かしら異常があった場合には，患者さんの訴えや観察した内容，その後の対応などを必ず記録に残すように心がけましょう．

5 事例の出典

静岡地方裁判所　平成28年3月24日判決　判例時報2319号86頁
（東京高等裁判所　平成29年3月23日判決　D1-Law.com判例体系／最高裁判所　平成29年10月26日決定　D1-Law.com判例体系）

7 術後の経過観察に関する裁判例

術後の経過観察　医師からの指示がなければ報告は不要か

一般的に，患者さんの状態の観察は**療養上の世話**に含まれますが，患者さんの病態や状況などによっては，医師に報告し，その指示を受けるべき場合もあります．また，術後の経過観察などは，医師に代わって患者さんを観察し，情報収集するものとも考えられます．そのため，患者さんの状態の観察は，**診療の補助**の側面も有していると考えられます．

では，**術後の患者さんについて，医師から「異常がある時は報告するように」という指示を受けていない場合でも，看護師は報告をする義務があるのでしょうか**．事例で確認していきましょう．

1　事例の内容

1）患　者

腸閉塞症状により入院したＯさん（62 歳女性）

2）事例概要

医師は，Ｏさんの腸閉塞症状の原因を確定できなかったものの，腸間膜血栓症や腸捻転による腸管壊死などの場合，手術を行わないと致命傷になることもあるため，手術を行うことにし，5 月 27 日に手術が行われました．

手術後，5 月 31 日の夕方までＯさんの容態は良好でしたが，その後，**表 4-16** のような経過をたどり，Ｏさんは死亡しました．

2　当事者の主張

担当看護婦は，担当医師に対し，その容態に急変があれば，これを報告すべきところ，これを怠った過失がある．

本件手術後，Ｏには，敗血症性ショックを起こしている可能性が予見できるような症状はなく，容態の急変は，予見・予測不可能であった．

表 4-16　手術後，容態急変後の O さんの経過（判決文をもとに筆者作表）

日 付	時 間	患者の状態と看護師の対応など	当直医への報告
6月1日	午後5時30分	Oから自制不能の腹痛を訴えるナースコールあり ▶当直看護婦がボルタレン座薬 25mg を投与	なし
	午後8時30分	Oから同様の訴えあり▶当直看護婦がボルタレン座薬 25mg を投与	なし
	午後9時00分	Oから胸部の不快感，呼吸苦の訴えあり ▶当直看護婦が酸素を毎分 2L 投与	なし
6月2日	午前0時00分	Oから自制不能の腹痛の訴えあり ▶当直看護婦がボルタレン座薬を投与	なし
	午前3時30分	Oに多量の便汁様嘔吐あり▶当直看護婦が 6 フレンチの胃管を挿入	なし
	午前4時00分	Oの脈拍数が頻脈に，血圧も上昇▶当直看護婦が心電図を装着	なし
6月3日	午前7時00分	Oの容態が急変したため，気管内挿管．同時点で，縫合不全による腹膜炎を併発	
6月13日		転院した病院で，術後縫合不全による多臓器不全により死亡	

3 裁判所の判断

裁判所は，次のとおり**担当看護師の過失を認めた**うえで，本件は「看護師としては当然とるべき措置」がとられず起きたものであり，**医師に過失があるとはいえない**と結論づけました．

1）担当看護師の過失について

6 月 1 日午後 5 時 30 分から 6 月 2 日午前 4 時までの O の症状は，縫合不全によるいわゆる SIRS（筆者註：全身性炎症反応症候群）であり，当直の看護婦が，担当医と連絡し，24 時間以内（6 月 2 日夕方まで）に適切な再手術が行われていれば，救命できた．　➡**過失あり**

2）主治医の過失について

本件においては，当直の看護婦から当直医に対し，容態の急変が報告されなかったため手遅れとなり，救命できなかったというべきであるから，主治医の術後の措置に過失があったとはいい難い．
なお，**主治医において，当直の看護婦に対し，O の容態に変化があれば，直ちに当直医に報告するよう指示していないが，看護婦としては当然採るべき措置**であって，この点についても主治医に過失があるとはいえない．　➡**過失なし**

4 裁判例から考える適切な看護ケアと看護記録

1）裁判例のポイント

本件において，Oさんは縫合不全による腹膜炎を併発し死亡しています．縫合不全による腹膜炎は，術後の重篤な合併症の一つです．術後管理を行う看護師は，**アセスメント項目と具体的な症状などをしっかりと把握したうえで患者さんを観察し，異常がみられた場合には医師に報告**しなければなりません．Oさんには自制不能の腹痛が継続しており，早期に看護師は医師にOさんの状況を報告し，診察を求める必要がありました．裁判所も，この医師への報告について，医師の指示の有無とは関係なく「**看護婦としては当然採るべき措置**」としています．

皆さんも，術後の患者さんの観察は特に厳重に行い，医師の指示がなくても，患者さんに異常を感じた場合には，必ず医師に報告するようにしましょう．

2）適切な看護ケアを提供するためのポイント

Point 術後の観察ポイントを適切に把握しましょう

手術直後は，生命維持にかかわる呼吸・循環・代謝機能に大きな変化が起きています．患者さんが急変することも多く，医療者には特に厳重な注意義務が課せられています．

術後の患者さんの異常を早期に発見し，合併症などを予防するため，術後の合併症のアセスメント項目や症状などの正確な知識を身につけ，全身状態のアセスメントを慎重に行うようにしましょう．

Point 患者さんに異常を感じた場合には必ず医師に報告しましょう

繰り返しになりますが，**患者さんに異常を感じた場合には，「異常時には報告を」との医師の指示がなくても報告することが求められています．**

本判決では，6月1日午後5時30分から6月2日午前4時までの看護師の行為すべてに，「（看護師）独自の判断により」と記載されています．本件における酸素の投与や胃管の挿入は，医師の指示により行われるべきものであり，看護師が独自の判断で行ってよいものではありません．

皆さんも，本件のような術後に限らず，患者さんの状態の観察を適切に行い，異常があると感じた場合には医師に報告し，診察を求めるようにしてください．

3）適切な看護記録を作成するためのポイント

Point 急変時に医師がすぐに対応できない場合には，医師への連絡・報告を行った日時や内容も記録しておきましょう

看護師が患者さんの急変や異常を医師に報告したとしても，さまざまな理由から，医師がすぐに対応できないことがあります．異常時に医師に報告することは看護師の法的な義務と考えられますので，その義務を果たしたことを記録に残す必要があります．**患者さんの容態の変化，それに応じた自らの行為（医師に連絡・報告した日時，内容など）などを記録に残しておきましょう．**

5 事例の出典

大阪地方裁判所　平成11年2月25日判決　判例タイムズ1038号242頁

術後の経過観察　医師は看護師にどのくらい具体的な指示をすべきか

前述のとおり，看護師は医師の指示に基づいて術後の経過観察を行うことがあります．このような場合，医師の指示はどの程度具体的なものである必要があるでしょうか．経験豊富な看護師であれば，ある程度おおまかな指示でも適切な観察を行うことができるかもしれませんが，経験の浅い看護師の場合はより明確な指示が必要でしょう．この点について，事例で確認していきましょう．

1 事例の内容

1）患　者

直腸がんで入院したＰさん（68歳女性）

2）事例概要

Ｐさんは，平成14年4月10日に腹会陰式直腸切断術を受けました．手術を終えて回復室に移動した後，点滴の交換，酸素吸入マスクの装着，低圧持続吸引用ドレーンの装着，生体監視モニターの計測用電極の装着などが行われ，酸素投与が開始されました．しかし，医師はＰさんの呼吸状態に特に問題はないと判断し，血中酸素飽和度モニターは装着されませんでした．

そして，医師はＡ看護師に対し，Ｐさんの監視およびバイタルチェックにおいて特に留意すべき事項を指示することなく，回復室から院長室に移りました．これ以降，Ｐさんの観察をＡ看護師のみが行うことになりました．その後，Ｐさんは回復室で容態が急変し，蘇生措置がとられましたが，低酸素脳症のため四肢・体幹機能に高度障害が残り，その後，多臓器不全により死亡しました．

2 当事者の主張

病院の担当医または担当看護師には，Ｐの意識状態・呼吸状態・循環動態等を厳重に観察し，早期に気管内再挿管等による気道確保・換気補助等呼吸状態に対する適切な措置を講ずべき注意義務があったにもかかわらず，これを怠った．

病院においては，術後管理として看護師らによるバイタルチェックおよび生体監視モニターによる監視がされ，人間と機械双方を用いた監視を行うなど，適切な監視体制がとられていた．

3 裁判所の判断

裁判所は，本件術後の経過観察における医師の指示について次のように判断し，**医師，看護師ともに過失がある**と判断しました．

1）術後の経過観察における医師の指示について

手術当時 68 歳の患者に，全身麻酔のうえ開腹手術を行った医師としては，術後の低酸素血症を防止するため，患者が十分に覚醒したと認められるまで，呼吸数や呼吸状態を適切に観察するとともに，一般的に推奨されている血中酸素飽和度をモニターしない以上，意識レベルのチェック等，低酸素血症やその前提となる呼吸抑制または低換気状態を鑑別するためのそのほかの方法を適切に施行すべき注意義務があったというべきである．

さらに，P は，医師も立ち会っていた午後 8 時 30 分のバイタルチェックの時点でも，呼吸が浅めで，体温上昇がみられないといった低酸素血症発症の危険因子が認められたのであるから，それ以降も医師自らがなおしばらく術後管理を行うか，**これを看護師にゆだねる場合には，その看護師が術後管理に習熟している等の特段の事情のない限り，通常より一層慎重に監視とバイタルチェックを行い，異常がうかがわれた場合には直ちに医師に連絡するよう具体的に指示すべき注意義務があったというべきである．**

2）病院（医師と看護師）の過失について

医師において，P の術後管理について，P が十分に覚醒した状態にあったとはいえない段階で，術後管理に習熟していたとは認められない A 看護師のみに，呼吸数や呼吸状態の確認につき特に具体的な指示をすることなく監視をゆだね，A 看護師においても，P の状態について適切な監視を怠ったことにより，P の呼吸抑制や低換気の進行を見落とした過失がある．

⇒過失あり

4 裁判例から考える適切な看護ケアと看護記録

1）裁判例のポイント

術後の経過観察などは，本来，診察のために医師が行う観察と情報収集を看護師が代わりに行うものであるともいえますので，医師の問題意識が看護師との間で共有されていなければ適切な観察を行うことはできません．

医師が看護師に対し，術後の経過観察を指示する場合には，**何に注意して観察すべきか，その観察のポイントを具体的に伝える必要があります**．さらには，適切なタイミングで診察を行う必要がありますので，**どのような状況になったら医師に報告すべきかについても指示すべきです．**

皆さんが働く医療機関でも，術後の経過観察の指示が適切になされているか確認し，問題があると感じる場合には，医師と協議をして適切な指示がなされるように努めましょう．

2）適切な看護ケアを提供するためのポイント

Point 医師から具体的な指示がない場合には，指示内容を確認しましょう

皆さんも，術後の経過観察について医師から具体的な指示がなかったり，あっても「適宜，報告を」など，漠然とした指示しかない場面を経験したことがあるのではないでしょうか．このような場合，医師の指示により観察を行う看護師は，どのような点に注意して観察すべきか，どのような状況になったら報告すべきかを医師に確認する必要があります．看護師として適切な観察を行うためにも（注意義務を果たすためにも），この作業はとても重要です．必ず行うようにしてください．

Point 看護師の能力を適切に評価し，よりよい指示のあり方を検討しましょう

指示の受け手である看護師の能力に応じて，医師の指示の内容は異なるものです．このことは，本判決が「その看護師が術後管理に習熟しているなどの特段の事情のないかぎり」という例外を一応設けていることからも明らかです．

医師がすべての看護師の能力を的確に把握し，その能力に応じた指示を出すことは現実的ではありません．とはいえ，すべての看護師のレベルを新人レベルと想定し，常に詳細な指示を出すというのでは医療の効率性を害します．そこで，このような場合には，「看護師のクリニカルラダー」（日本看護協会版）などを活用して，看護師の能力を段階的に評価し，その段階に応じた指示を出すことも一案です．これは看護師だけで解決できる問題ではありませんので，医師などの他職種を巻き込んで協議し，よりよい指示のあり方を検討していただければと思います．

3）適切な看護記録を作成するためのポイント

Point 術後の経過観察の結果は確実に記録に残しましょう

本件において病院側は，「患者に対する監視体制が適切なものであったこと」を主張する根拠の一つとして，A看護師によるバイタルチェックが，意識レベル，体温，呼吸，脈拍，血圧，輸液量，尿量および排液量の確認・計測，さらに，約30分ごとに腹部手術創および人工肛門を観察するというものであったことを主張しています．しかしながら，**本件では，術後のPさんの体温，脈拍，呼吸数および呼吸状態についての記録は残されていませんでした．**その結果，裁判所は，「看護師が，呼吸数や呼吸状態を毎回適切に確認していた事実その他本件患者に対するバイタルチェックが適切に行われていた事実を認めるに足りる証拠はない」と判示しています．

この点について看護師は，「メモからの転記を忘れた」などと証言しましたが，裁判所は「**バイタルチェックを適切に行っていたことを裏づけるためには，確認した数値等をできるだけ記録化しておこうという動機づけが働くはずである**」と述べ，看護師の証言は信用できないとしています．

皆さんも，患者さんの経過観察を行った場合には記録に残しましょう．特に，術後の経過観察などの場面においては，その数値に異常がみられない場合にも，バイタルサインを測定していたことを証明するため，必ず記録化することを心がけてください．

5 事例の出典

大阪地方裁判所　平成19年3月9日判決　判例時報1991号104頁

8 アラームへの対応に関する裁判例

「アラーム音に気づかなかった」は認められるのか

医療現場には心電図モニターや人工呼吸器，輸液ポンプなど，アラームで異常を知らせる医療機器が多くあります．看護師はこのアラームに適切に対応することで，患者さんの異常を早期に発見することができます．しかしながら，医療現場では，アラーム機能がある医療機器が装着されているにもかかわらず対応がなされずに，患者さんが傷害・死亡の結果を負う事故が発生しています．このような事故の原因としては，アラームにそもそも気づいていない場合，気づいたけれど対応できない場合，気づいたけれどすぐに対応しない場合などがあります．

それでは，**このようなアラーム機能がある医療機器が装着されている患者さんに対し，看護師はどのような注意義務を負い，適切な対応がなされなかった場合にどのような責任を負うでしょうか．**事例で確認していきましょう．

1 事例の内容

1）患 者

平成19年5月15日，肺炎が悪化し，入院したQさん（23歳）

2）事例概要

5月21日，重症肺炎と診断され人工呼吸器を装着し，同31日，呼吸状態が改善して人工呼吸器から離脱しました．

6月9日，呼吸状態が悪化し，再度人工呼吸器を装着し，同18日，気管切開が施行され，気道切開部に気管切開チューブ（カニューレ）を装着しました．7月13日以降は酸素投与が中断され，カニューレから呼吸を行っていました．

7月5日までは，医師の指示で心電図などのモニターが装着され，ナースステーション内にあるモニター画面で心電図，心拍数，呼吸数が表示される状態になっていました（このモニターは，事故当時，心拍数の下限70bpm，上限150bpmと設定されており，アラームの音量は少なくともナースステーション内には聞こえる程度の音量に設定されていました）．同6日以降は，医師の指示は特になく，看護師の判断でモニターの装着を続けていました．

7月14日，Qさんは病室（303号室）で心肺停止の状態で発見されました．同日の経過は**表4-17**のとおりです．

表 4-17　7 月 14 日の Q さん（病室 303 号室）の経過（判決文をもとに筆者作表）

	時　間	看護師 B の行動	アラーム
	午前 5 時 16 分ころ	ナースコールを受けて 306 号室へ．おむつ交換．	
	午前 5 時 20 分まで	〈Q の気道からカニューレが抜けかけ，気道を不完全に閉塞．呼吸が困難な状態に〉	
(1)	午前 5 時 21 分 14 秒ころ	ナースステーションに戻り手洗い．	鳴
(1)	午前 5 時 21 分 39 秒ころ	ふたたび 306 号室へ．	鳴
(2)	午前 5 時 23 分 59 秒ころ	ナースステーションに戻る．	鳴
(2)	午前 5 時 24 分 34 秒ころ	ナースコールを受けて 305 号室へ．おむつ交換．	鳴
	午前 5 時 29 分 20 秒ころ	汚物処理をトイレで．	鳴
(3)	午前 5 時 29 分 21 秒ころ	トイレを出てナースステーションに戻り手洗い．	鳴
(3)	午前 5 時 31 分 04 秒ころ	ナースコールを受けて 315 号室へ．患者と会話．	鳴
	午前 5 時 31 分 42 秒ころ	ナースコールを受けて 315 号室から 306 号室へ．	鳴
	午前 5 時 31 分 55 秒ころ	ナースステーションに戻り手洗い後，アラームが鳴っていたので（この際，複数の患者のアラームが鳴っていた），Q のモニターを確認．心拍数は下がり徐脈に．	鳴
	午前 5 時 35 分 15 秒ころ	303 号室付近にいた看護師らに Q の様子の確認を依頼．	
	午前 5 時 37 分 13 秒ころ	依頼を受けた看護師らは，303 号室を訪室．Q のカニューレが抜けかけ，左頸静脈の点滴ルートが外されていた． Q は瞳孔散大，呼吸停止，心拍数 20 前後．	
	午前 5 時 37 分 50 秒ころ	訪室．アンビューバックによる人工呼吸と心臓マッサージを実施．Q は蘇生したものの植物状態に（意識を回復することなく，約 10 カ月後に死亡）．	

2 当事者の主張

Q の呼吸は不安定な状態であり，現に酸素吸入を受けていたのであるから，ナースステーションに在室して待機する看護師としては，患者に異常がないかどうかを監視するため，モニターを注視し，アラーム音に注意しなければならず，モニターが異常値を示したりアラームが鳴った場合には，直ちに患者のもとに行って状態を直接観察し，異常があれば緊急対応すべき義務がある．

看護師 B が 5 時 21 分，23 分ころナースステーションに戻ったのは 30 秒前後の短時間であり，手洗いや訪室後の処理，ナースコールなどに忙殺され，アラーム音やモニターの異常に注意を払う余裕はなかった．この際，アラームに気づかなかったとしても，過失ということはできない．

看護師 B は 5 時 29 分にもナースステーションに戻ったが，手洗いをしてモニターを確認し，すぐにナースコールがあり 315 号室の患者のところに行った．看護師 B は，その際，アラームは聞いておらず，モニターの異常も認めていない．

このとき，看護師 B がナースステーションに在室したのは 1 分 43 秒間にすぎず，他の業務に忙殺されモニターの確認が十分できなかったとしても過失ということはできない．

3 裁判所の判断

裁判所は，看護師 B が負う注意義務について，次のとおり判断したうえで，各時点の看護師 B の対応について詳細に検討しています．

1）看護師 B が負う注意義務について

本件モニターは，心拍数が下限値を下回るか上限値を超えた場合にナースステーション内に在室する看護師らに異常を知らせるアラームが鳴る仕組みになっており，**ナースステーションに在室する看護師としては，アラームが鳴った場合には，直ちにモニターを確認して，単なる一時的な異常と判断されるのであれば格別，そうでない場合にはその患者の病室を訪問して異常の原因を除去したり医師に異常を伝える等の措置をとるべき注意義務がある．**
本件では，看護師 B は本件事故日の

（1）午前 5 時 21 分 14 秒から 39 秒ころまでの間
（2）5 時 23 分 59 秒から 24 分 34 秒ころまでの間
（3）5 時 29 分 21 秒から 31 分 04 秒ころまでの間

それぞれナースステーションに在室し，Q の心拍数アラームが鳴っていたにもかかわらず，これに対して何らの対応も行っていないから，少なくとも（1）～（3）の各時点において上記の注意義務に違反したという評価は免れない．

➡過失あり

2）（1）～（3）の各時点の看護師 B の対応について

（1）午前 5 時 21 分 14 秒から 39 秒ころまでの間

短時間（30 秒）で，看護師 B は 306 号の患者の対応の途中にナースステーションに立ち寄ったものであるが，約 50 床の患者を 3 名の看護師で対応し，当時うち 2 名はおむつ交換を順次行いナースステーションにいなかったという以上，看護師 B は複数の業務のうち適宜優先すべき業務から対応すべきである．
アラームへの不対応や遅滞は人命にかかわる場合もあるので，おむつ交換よりも優先すべきであった．
なお，看護師 B がアラームが鳴っていること自体に気づかなかったとすれば，特に気づかなかったとしてもやむを得なかったというべき事情（緊急の業務への従事等）も認められないから，**気づかなかったこと自体が過失となる〔下線部は（2）（3）でも同じ判断〕**

（2）5 時 23 分 59 秒から 24 分 34 秒ころまでの間

短時間（30 秒）で，看護師 B は，305 号の患者のナースコールに対応するためにナースステーションを出たが，ナースコールはごく日常的なことも含めて様々な原因でされるものであって（この際もおむつ交換のためにナースコールがされた），アラーム対応を優先すべきであった．

(3) 5時29分21秒から31分04秒ころまでの間

1分半程度の時間があり，比較的余裕をもって対応することができたはずである．看護師Bは，315号室の患者によるナースコールに対応するためにナースステーションを出たが（この際は患者と話をしただけ），アラーム対応を優先すべきであった．

4 裁判例から考える適切な看護ケアと看護記録

1）裁判例のポイント

臨床現場においては，アラームの作動条件を比較的広めに設定していることが多く，頻繁にアラーム音が鳴ることがあります．このような場合，医療者は，アラームに対応しても特に異常や緊急性がないという経験を繰り返すことで，自ずとアラームに対する危機意識が低くなってしまうことがあります．

しかし，裁判所は「異常の早期発見」というモニターの役割を重視し，ナースステーションにいる看護師は，**アラームが鳴った場合にはただちにモニターを確認して，単なる一時的な異常と判断される場合以外は，訪問して異常の原因を除去したり医師に異常を伝えたりするなどの措置をとるべき注意義務がある**と示しました．また，「アラームへの不対応や遅滞は人命にかかわる場合もあるので，おむつ交換やナースコールよりも優先すべき」と判示していることにも注目すべきです．

皆さんもアラーム対応の重要性を今一度見直していただければと思います．

2）適切な看護ケアを提供するためのポイント

Point アラームが鳴ったら必ずモニターを確認しましょう

「アラームが鳴ったら必ず対応！」という意識は皆さんも当然もっていると思います．問題は，いくらこの意識をもっていても，少ない看護師数で多くの患者さんに対応している臨床現場では，個人の努力だけでは対応しきれない場合がありうるということです．

そこで，**病棟として，確実にアラーム対応をできる体制を整えることが重要です**．方法としては，誰が対応するかを明確に決めておくこと，対応可能なモニター数の上限を定めること，アラーム対応の手順を定めておくことなどが考えられます．また，アラームに気づかないということがないように，適切な音量・音質に設定しておくことも重要です．

Point モニター機器を定期的に点検しましょう

モニターやアラームの重要性からすると，「モニターが鳴らない」，「誤報が多い」ということがないように定期的に点検する必要があります．誤報が増えると，医療者のアラーム音に対する意識も薄らいでしまいますので，この点からも保守点検の必要性があります．点検を適切に行うために，定期点検を誰が行うか，何を確認するかなどを事前に定めておきましょう．

5 事例の出典

神戸地方裁判所　平成23年9月27日判決　判例タイムズ1373号209頁

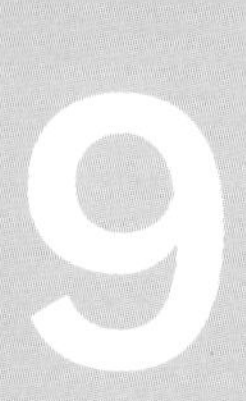

9 看護師の説明義務違反に関する裁判例

「何かあったらナースコールを押すこと」で説明は十分か

医療者は，患者さんの「自分で自分のことを**知る権利（憲法 21 条）**」や「自分で自分のことを決める権利」，すなわち，**自己決定権（憲法 13 条）**を尊重しなければならず，適切な「**インフォームド・コンセント**」が求められます（Column 11）．

インフォームド・コンセントとは，**医療者が患者さんの病状や治療について適切な説明を行い，患者さんや家族がそれらについて十分に理解したうえで，治療行為などに同意すること**です．

医療現場においては，看護師もこのインフォームド・コンセントの重要な担い手です（医療法1条の4第2項；医師，歯科医師，薬剤師，**看護師**その他の医療の担い手は，医療を提供するに当たり，適切な説明を行い，医療を受ける者の理解を得るよう努めなければならない）．それぞれの患者さんの状況に応じた適切な説明を心がける必要があります．

ここでは，**高齢の患者さんの入浴に際し，看護師の説明義務違反が認められた事例**を通して，看護師の説明義務について確認していきましょう．

Column 11 インフォームド・コンセントでは十分な「説明」と「同意」が重要

インフォームド・コンセントにおいて重要な要素は，「説明」と「同意」です．医療現場においては，「説明」の部分にのみ注目が向きがちですが，十分な説明のうえで同意を得ることが重要なのです．同意を得ない医療行為については，それが侵襲を伴う行為であれば，傷害罪などの刑事責任を問われてしまう危険性もあります．過去には，フットケアを行った看護師が傷害罪に問われた事例もあります（福岡高等裁判所　平成 22 年 9 月 16 日判決　判例タイムズ 1348 号 246 頁）．

この事例で裁判所は，看護師の行為が違法とならない要件として，①看護の目的があること，②看護行為として必要性と手段・方法の相当性があること（②の要件を満たす場合，特段の事情がないかぎり①の要件も満たす），③患者本人またはその保護者の承諾または推定的同意があることをあげています．

私たち看護師もインフォームド・コンセントの担い手として，患者さんに適切な説明を行い，同意を得るように努めましょう．

1 事例の内容

1）患　者

両変形性膝関節症の手術のために入院したＲさん（79歳女性）

2）事例概要

手術前日，Ｒさんは看護師から入浴をするように指示を受けましたが，浴室内の設備その他入浴について，具体的な説明や注意はなされませんでした．

午後2時頃，看護師はＲさんを病院内の小浴室に連れていき，「何かあったらナースコールを押すこと，鍵を閉めないように」とだけ伝え，それ以外の注意や説明をせずにその場を離れました．小浴室の浴槽水栓は，給湯栓を開くと55～56℃の湯が出る構造になっていましたが，Ｒさんはそのことを知りませんでした．

その後，Ｒさんは1人で小浴室に入室しましたが，午後2時40分頃，浴槽内で全身に熱傷を負い意識不明の状態で倒れているところを発見され，翌日，死亡しました．

なお，この病院では，患者さんの入浴の可否，浴室（介助浴室，小浴室）の選択，介助の有無，方法などについて看護基準やマニュアルを作成しておらず，患者さんを担当するチームの看護師のカンファレンスで決定していました．また，小浴室で入浴させる場合に，その設備の使用方法について説明することを定めた看護基準やマニュアルなども存在しておらず，説明する看護師としない看護師が混在している状況でした．

2 当事者の主張

事故当時，浴槽水栓の給湯栓を開くと55～56度の熱い湯が出るように設定されていたこと，小浴室の設備とＲの自宅の風呂の設備には大きな違いがあったこと，Ｒは高齢で機械器具の操作が苦手であったことから，看護師はＲに対し，浴室設備の使用方法の具体的説明や熱湯による危険に対する注意をすべき義務があった．

しかし，看護師は，これを怠り，何かあったらナースコールを押すことと浴室の鍵をかけないことを注意したのみだった．

小浴室の入浴設備は一般に市販されているもので，特殊な構造をしておらず，複雑な使用方法でもないから，その使用方法について看護師が説明する義務はない．

また，看護師も，何かあったらナースコールを押すように伝えており，Ｒが小浴室の設備の使い方がわからなければ，いつでも看護師に尋ねることができた．

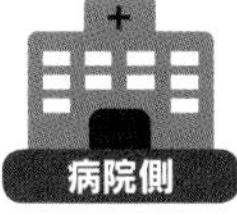

3 裁判所の判断

裁判所は，看護師が小浴室の説明に関して負う注意義務について次のとおり判断したうえで，「何かあったらナースコールを押すように」との看護師の発言内容のもつ意味合いについて検討しています．

1）看護師が負う注意義務について

浴室の給湯・給水設備，シャワー等の形状，操作方法等は種々雑多であり，使い慣れていない者にとっては容易に操作することができないことはしばしば経験するところである．特に，Rのような高齢者は，普段使い慣れない用具の操作が困難であるところ，浴槽水栓の蛇口からは55～56度という熱い湯が出る状態だったのであるから，使い方を誤れば，患者が熱傷を負う危険が存在していたというべきである．

そうすると，看護師は，Rが本件入浴を開始するにあたり，小浴室内で熱い湯を浴びて熱傷を負うことのないよう，**浴室の給湯給水設備の使用方法と浴槽水栓から熱傷を負うおそれのある熱い湯が出る危険について説明ないし注意すべき義務があった．**

本件において，看護師は，Rに対し，「何かあったらナースコールを押すこと．浴室の鍵を閉めないように」と言ったのみであり，**この義務に違反した過失がある．**　**➡過失あり**

2）「何かあったらナースコールを押すこと」という発言について

ナースコールは，入浴中に気分が悪くなった等の緊急事態が生じた場合や身体の動作に看護師の手を借りる必要が生じた場合などに使用するのが一般であり，患者としては，浴室の給湯設備の使用方法がわからない場合にまでナースコールをしてもよいものか躊躇を覚えることも少なくないと考えられるから，ナースコールの説明をしていれば，本件小浴室の設備の使い方の説明をしなくともよいとはいえない．

4　裁判例から考える適切な看護ケアと看護記録

1）裁判例のポイント

高齢者の入浴による事故は多く発生しており，医療者には，入浴行為や浴室設備の危険性，患者さんへの負担などを前提として，より高度な注意義務が課せられる傾向にあります．本判決も，これらの危険性を前提に，看護師には，「小浴室内で熱い湯を浴びて熱傷を負うことのないよう，浴室の給湯給水設備の使用方法と浴槽水栓から熱傷を負うおそれのある熱い湯が出る危険について説明ないし注意すべき義務があった」と判断しています．

入浴の介助は，療養上の世話に含まれます．看護師には，患者さんの心身の状況，疾患の状態などの必要な情報を収集し，適切な介助方法を決定するとともに，介助をしないと判断した場合には，浴室設備の危険性について説明するなど，一人でも安全に入浴ができるように十分な対応をすることが求められています．

なお，介護施設における事例ですが，徘徊傾向のある認知症の入居者が冬に無施錠の浴室に無断で入り込み，浴槽内で死亡した事例において，裁判所は，「浴室は，認知症に陥っている入居者が勝手に利用すれば，濡れた床面で**転倒し骨折**することもあるし，急激な温度の変化により**血圧が急**

変したりして心臓に大きな負担がかかるのみならず，湯の温度調整を誤れば**やけどの危険性**もあり，さらには利用者が浴槽内で眠ってしまうことにより**溺死**するなどの事故が発生するおそれもあり，具体的な危険性を有する設備である」ことを理由に，浴室を無施錠にしていた点に施設管理義務違反を認めています（岡山地方裁判所　平成22年10月25日判決　判例タイムズ1362号162頁）．

「浴室は危険な施設である」ということを忘れずに，適切な対応を心がけましょう．

2）適切な看護ケアを提供するためのポイント

Point 患者さんの状況に応じたわかりやすい説明を心がけましょう

医療機関にはさまざまな患者さんがおり，同じ説明をしたとしても，その理解度は人によって異なります．

適切な説明と十分な理解は，患者さんと医療者の信頼関係につながりますが，反対に，不十分な説明は患者さんの不信感につながりかねません．日頃の説明不足などによる不信感は，ひとたび事故が起きた場合などに紛争を発生させ，激化させることにつながります．

したがって日頃から，自身が行う看護行為について，それぞれの患者さんに合ったわかりやすい説明をするように心がけましょう．

なお，看護職には，自身が適切な説明を行うだけでなく，ときには，**各医療者と患者さんの間に立ち，患者さんやご家族の権利に配慮した適切な説明がなされているか，患者さんが説明に不安を感じていないかなどに気を配り，必要に応じて医師に追加の説明などをするように働きかける役割**も期待されています（■Column 12）．

Column 12 医師から患者さんへの説明の場に看護師が同席した場合の記録の注意点

たとえば，看護師が手術に関する医師の説明に同席したとします．その場合，手術に関する説明内容の記載は，医師が行うことが原則です．なかには看護師が記載している医療機関もあるかもしれませんが，看護師が記載することで記載内容が不正確になる危険性があります．また，医師・看護師がともに記載している場合には，責任の所在が不明確になり，結局，どちらも記載していない部分があるといった状況が発生したり，記録の不一致の問題が生じる危険性があります．これらのリスクを考えると，「医師が説明した内容は医師が記録をする」というようにルールを設け，院内で統一する必要があります（仮に，看護師が記載する場合には，医師が記録の内容を確認することをルール化する必要があります）．

それでは，看護師は何を記録すべきでしょうか．看護師は，医師からの説明に対する患者さんやご家族の反応を記録しましょう．裁判では，医療者側の説明義務違反が争われ，患者さん側から「手術のリスクを理解していなかった」「手術に同意していなかった」といった主張がなされることがあります．このような場合，術前に医師から説明を受けた際の患者さんの納得や理解の程度，同意を示す言動などが看護記録に記載されていれば，患者さんが手術のリスクなどを理解し，同意をしていたことを証明する一つの証拠になります．

Point　入浴に関する業務基準やマニュアルを作成しましょう

本件の医療機関では，入浴に関するマニュアルなどを作成しておらず，看護師によって対応が異なるという状況が発生していました．患者さんの入浴の可否，浴室（介助浴室，小浴室）の選択，介助の有無，方法などについてのマニュアルを作成し，その内容に基づく研修を行いましょう．

もっとも，マニュアルがあるからといって安心はできません．マニュアルでは対応しきれない特殊な事例もありますので，マニュアルに基づく定型的な事情聴取にとどまらず，個々の患者さんの特殊性をふまえたリスク評価ができるようにトレーニングをしておきましょう．

3）適切な看護記録を作成するためのポイント

Point　説明をしたら，説明内容や説明に対する患者さんの反応などを記録に残しましょう

患者さんに対して説明をした場合には，説明内容や説明に対する患者さんの反応などを記録に残しましょう．特に，事故の発生を防止するための説明を行った場合には必ず記録に残しましょう．患者さんに十分な説明をすることが事故の防止につながり，また，説明を行ったという事実を記録に残すことで，万が一事故が発生した際も，看護師の過失の判断の前提となる「危険な結果の発生を回避する義務」を果たしたことの証明になります．

裁判では，医療者の説明義務違反が問題となることが多くありますので，紛争防止の観点からも，説明を記録化することを心がけましょう．

5 事例の出典

千葉地方裁判所　平成 23 年 10 月 14 日判決（裁判所ウェブサイト掲載）

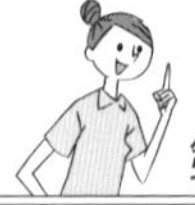

第 4 章のまとめ

本章でご紹介した事例は，細かな事情は違えど，いずれも皆さんの医療機関でも起こりうることではないでしょうか．それぞれの事例において看護師が負う注意義務の内容などは，皆さんの日頃の業務にも参考になるものです．これらの事例を参考にして，皆さんが日頃の業務のなかでどのような注意義務を負い，その義務を果たすために何をしなければならないのかを考えてみてください．

各事例の最後には，日頃の業務で気をつけていただきたいポイントを記載しました．紛争に発展した後，訴訟を提起するかどうかは患者さんの判断次第ですので，裁判をゼロにすることはできませんが，本書の内容を参考に，事故を防ぐため，また，万が一事故が発生した際に事実を証明するため，できるかぎりの対策をしていただければと思います．

文献

1）厚生労働省：身体拘束ゼロへの手引き．厚生労働省，2001．
2）日本褥瘡学会：褥瘡予防・管理ガイドライン．第 4 版．日本褥瘡学会，2015．
3）日本看護協会：看護記録に関する指針．p.5，日本看護協会，2018．
4）日本看護協会：静脈注射の実施に関する指針．日本看護協会，2003．

第5章 あなたの看護記録をチェックしてみましょう

現在，医療現場では，記録時間の削減に向けた効率化の取り組みが進んでいます．記録時間の増加による弊害を考慮すると，この流れは大変望ましいものであると考えますが，**その方法については，慎重に検討する必要があります**．単に「記録を減らす」という視点だけを重視すると，本来必要な記録が抜けてしまい，後々不利な立場に立たされてしまうことがあるのです．

そこで，本章では，本書のまとめとして，最低限おさえておきたい**看護記録記載のポイント**についてご説明します．これらのポイントをふまえ，誰が読んでもわかる**端的な記録**を心がけていただければと思います．

1 よい看護記録・わるい看護記録

まず，看護記録記載のポイントを「どのような記録が**よい**記録か」，「どのような記録が**わるい**記録か」という観点からみていきましょう．「よい看護記録」「わるい看護記録」を以下のように分類し，具体例をあげながら解説していきます．

よい看護記録	わるい看護記録
① 適時に書かれた記録 ② 事実が正確に書かれている記録 ③ 事実が客観的に書かれている記録 ④ 事実が具体的に書かれている記録 ⑤ 必要な事実が簡潔に書かれている記録 ⑥ 時間の経過がわかる記録 ⑦ 正しく訂正・追記された記録	① もれのある記録・書きっぱなしの記録 ② 他の記録と一致しない記録 ③ わかりにくい記録 ④ 想像・憶測に基づく記録 ⑤ 不適切な表現のある記録 ⑥ 記録者が見ていない事実について書かれている記録 ⑦ これから行う処置やケアについて書かれている記録

「よい看護記録」7 つのポイント

1 適時に書かれた記録

看護記録は，適切な時期になされる必要があります．看護記録は**ケアを行った時の認識と行動の記録**ですので，基本的には**「遅滞なく記載すること」**が求められます．

人の記憶は時が経てば薄らぎ，あいまいになります．そのため，ケアを行ってから過度に時間が経過してから記載された記録は，ケア直後の記録よりも信用性が低下する危険性があります．特に，看護師の業務はとても忙しく，次々と複数の患者さんに対する業務が積み重なります．この状況で，「ケアを行った時」の記憶を正確にもち続けることは困難です．

裁判例にも，看護師が書いた記録の信用性を判断する際に，**記録が書かれた時期**について言及するものが多くあります．

1）記録の信用性を高めるためのポイントと注意点

時間の経過に伴う看護記録の信用性の低下を防止するため，ケアを行った後は**できるだけ早い時点で**記録を行うようにしましょう（➡**もっと詳しく⑨**）．こうすることで，記憶が鮮明なうちに適切に記録に残すことができますし，その後のケアなどにも集中できます．

もっとも，臨床現場では次から次へとこなすべき業務があり，なかなか記録の時間を確保することができない場合もあるでしょう．そのような時は，記憶の鮮明なうちに自分のメモ帳や病院所定の用紙などに，患者名，時刻および処置・ケアの内容などを記載します．そして，業務が落ち着いた段階で，その記載をもとに記録を作成します．転記時は，転記ミスを防ぐため以下の作業を行います．

- **作業環境を整える（転記時はその作業に集中する）**
- **声に出して記録を読み，書き写す**
- **書き写した後，看護記録の内容を指差し確認する**

もとの記載と異なる記載がなされていたために，患者さん側から改ざんを疑われた事例もありますので注意が必要です．転記後，不要になったメモや用紙は，個人情報などに配慮しつつ適切に処分しましょう．

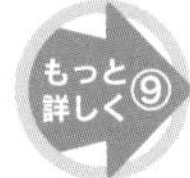

医療事故発生時の「適時の記録」

適時の記録の「適時」は状況によって異なります．たとえば，通常時は「できるだけ早い時点」で記録をすることが求められますが，医療事故などが発生した場合は，事実の認識が錯綜し混乱しやすい状況にあります．このような場合，事実の確認をせずに各自が記録を開始してしまうと，記録に誤りや不一致が生じてしまう危険性があります．

そのため，医療事故発生時などには，初期対応にかかわった医師や看護師らが全員で相互に事実を確認する時間をとり，そのうえで記録を行うようにしましょう．これが「適時の記録」になるものと考えます．急変時なども同様です．

2 事実が正確に書かれている記録

看護記録には，事実を正確に記載しなければなりません．看護師は交代制で勤務をしていますので，後から記録を読む人にも正しく事実が伝わるように記録をする必要があります．事実が誤って伝わると，適切な看護介入が困難になりますし，医療事故が発生する危険性もあります．

また，紛争などが発生した場合には，過去の記録をもとに当時の状況を把握することになります．正確性を欠く記録は，訴訟の場などにおいて，医療者を不利な立場に陥らせる危険性があります．

1）事実を正確に記載するためのポイントと注意点

看護記録に記載すべきことは，**5W1H（When いつ／ Where どこで／ Who 誰が／ What 何を／ Why なぜ／ How どのように）**です．

患者さんの状況（患者さんに何が起こったのか）を記載するとともに，**いつ，どこで，誰が，どのようなケアをしたのか**を記載します．さらに，**ケアに対する患者さんの反応**を記載することも重要です．なお，記載内容の正確性を担保するためにも，記録を終えるごとに，記載した日時と記録者名を記載します．

ポイントは，**「後から記録を見た人に患者さんの状態が正しく伝わるか」**です．

2）実際の記載例をみてみましょう

事実を正確に記載した記録とはどのようなものか，実際の記載例を通して確認していきましょう．

× 頭部に出血あり　　**○ 前頭部に出血あり**

解説 **■何が問題か**：医療事故発生時にはその状況を詳しく記録に残す必要があります．×の例のように「頭部」としか記載がないと，後から記録を見た人に事故時の患者さんの状態が正確に伝わりません．

深夜など，目撃者が誰もいない状況で事故が発生した場合，怪我の部位が事故態様など当時の状況を推測する重要な手がかりとなることもあります．事故態様は，医療者の過失の有無の判断にも影響を与える重要なポイントです．

■記載のポイント：**医療事故発生時の患者さんの状況**は重要な情報です．怪我の部位などについて，「頭部」とあいまいに記載するのではなく，一読してどの部位かわかるように「前頭部」など詳しく記載しましょう．

× ベッドサイド　　**○ ベッドの右側中央**

解説 **■何が問題か**：あなたが病室を訪れたところ，患者さんがベッドのそばで座り込んでいたとします．この時，患者さんの位置を「ベッドサイド」と記載すると，ベッドの右側か左側か，頭側か中央か足側かなどがわからず，後から記録を見た人に患者さんの正確な位置が伝わりません．

裁判などでは，患者さん側から，「ナースコールを取ろうとしてベッドから転落した．病院側にはナースコールを適切に配置しなかった過失がある」といった主張がなされることがあります．このような場合，患者さんの転落場所について適切な記録がなされていないと，後々，患者さんがナースコールの設置された側の床にいたのか，反対側の床にいたのかが判明せず，反論が困難になってしまいます．

■記載のポイント：**医療事故の発生場所を特定すること**はとても重要です．「ベッドサイド」ではなく，「ベッドの右側中央」など正確に記載しましょう．

× トイレから戻ってきたところで倒れたとのこと　　**○「トイレから戻ってベッドにあがろうとしたら，クラッとして倒れてしまった」とのこと**

解説 **■何が問題か**：×の記載例のように，ただ「倒れた」との記載しかないと，患者さんが転倒した時の状況や態様がわかりません．何かにつまずいたのか，何もないところでつまずいたのか，それともめまいがして倒れたのか，倒れ方にもいろいろあります．

■記載のポイント：看護記録において，**患者さんの主観的情報の記録**はとても重要です．主観的情報として患者さんの言動を記載する場合には，自分の判断で患者さんの発言を要約せず，患者さんの言動を直接引用して，ありのままに記載しましょう．この際，書き方によっては，転倒の責任が医療者側にあるとして，その責任が問われてしまう危険性もありますので注意しましょう．

3 事実が客観的に書かれている記録

看護記録には，事実を客観的に書きましょう．看護記録のなかには，客観的な事実ではなく，その事実の評価のみが記載されている例がしばしばみられます．このような記載では，後々，その当時，どのような事実があったのかが記録から明らかになりませんし，事実に対する看護師の評価が正しかったのかを検証することもできません．

1）事実を客観的に記載するためのポイントと注意点

まず，「事実」と「評価」の違いを理解しましょう．たとえば，「少量」「中等量」「多量」という表現がありますが，実は，これらも評価です．どの程度を「少量」「中等量」「多量」と考えるかは人によって異なるからです．したがって，**特にその量が問題になるような場合には，「少量」「中等量」「多量」と記載するのではなく，そのように判断した根拠となる事実を記載する必要があります．**

なお，言うまでもなく，アセスメント（A）は主観的情報と客観的情報をもとに分析や解釈をした総合的な評価です．アセスメントとして記載する場合には，評価を記載しても何ら問題はありません．

2）実際の記載例をみてみましょう

事実を客観的に記載した記録とはどのようなものか，実際の記載例を通して確認していきましょう．

✕ **少量・中等量・多量**　◎ **○g，○L，コップ1杯程度，シーツに約○cmのしみ，ガーゼ汚染あり，うす茶色の直径3cm大のものあり**

解説 **■何が問題か**：少量・中等量・多量は評価ですので，人によりその判断が異なることがあります．
■記載のポイント：量について記録する際は具体的な数値で記載しましょう．数値で示すことができない場合は，○の記載例のように大きさで記載したり，「カテーテルの2分の1」というように割合で記載し，客観的な記録となるよう工夫するとよいでしょう．

✕ **薬を経口投与したが，上手に嚥下した**　◎ **経口投与　BP 135/85, P 80回/分，R 25回/分，SpO_2 98%，肺雑音なし，むせこみなし**

解説 **■何が問題か**：「上手かどうか」は看護師の主観的な判断です．
■記載のポイント：できるかぎり客観的な事実を記載するようにしましょう．○の記載例のように，嚥下機能に問題がある患者さんの場合であれば，むせこみの有無，酸素飽和度，気管・肺の呼吸音などを確認し，記載しましょう．

✕ ドレーンから汚い色の排液あり　　○ ドレーンから茶褐色の排液あり

解説 ■**何が問題か**：「汚い」という表現も主観的な表現です．
■**記載のポイント**：ドレーンからの排液の色は，出血や縫合不全，感染などの異常を示す重要なサインです．その色や性状は，客観的に記載しましょう．

✕ 呼吸状態悪化

○ S：「だんだん息苦しくなってきた」
O：BP 125/80, BT 37.0℃, P 90 回 / 分, R 30 回 / 分, SpO_2 90%，浅表性呼吸，肺雑音なし，痰の貯留なし
A：SpO_2 低下により，酸素投与が必要か
P：当直医○○に報告，診察を依頼

解説 ■**何が問題か**：×の記載例の「呼吸状態悪化」は事実をもとに判断した評価です．「呼吸状態悪化」という記載のみだと，記載者が患者さんの状態を見て，呼吸状態が悪化したと評価したことはわかりますが，実際に患者さんがどのような状態だったかはわかりません．
■**記載のポイント**：事実と評価をしっかりと区別して記載をする必要があります．「呼吸状態悪化」ではなく，○の記載例のように呼吸状態が悪化したと判断した根拠となる事実を記載しましょう．

✕ バイタルサイン異常なし　　○ BP 125/80, BT 36.2℃, P 78 回 / 分, R 22 回 / 分

解説 ■**何が問題か**：×の記載例の「異常なし」も事実をもとに判断した評価です．
■**記載のポイント**：事実と評価を区別し，異常なしと判断した根拠となる具体的な数値を記載しましょう．もちろん記載の形式については，温度板などへの記載でも問題ありません．

4 事実が具体的に書かれている記録

看護記録には，事実を具体的に書きましょう．事実が具体的に記載されていないと，患者さんの状況を詳細に把握することができず，適切な看護や医療の提供が困難になります．また，患者さんへの対応に関する記録についても，具体的に記載をしておかないと，後日，患者さん側から「適切な対応がなされなかった」などと主張された場合に，証拠に基づく反論が難しくなります．

1）事実を具体的に記載するためのポイントと注意点

たとえば，「患者さんの状況」を記載する場合には，**患者さんの言動を直接引用して書く**ように意識すると具体的に記載することができます．特に，訴訟の場では，患者さんの訴え，すなわち，「S情報（主観的情報）」はとても重要になりますので，意識して記録に残しましょう．また，**評価ツール（痛みの程度を評価する疼痛スケールなど）を用いる**とより具体的な記載が可能になります．

2）実際の記載例をみてみましょう

事実を具体的に記載した記録とはどのようなものか，実際の記載例を通して確認していきましょう．

× 痛みがある　　○「ずきんずきんと痛む」との訴え

解説 **■何が問題か**：×の記載例のように「痛みがある」との記載だけでは，**痛みの性状**がわかりません．このような記載では，後日，患者さん側から，「異常を示す痛みがあった」と主張された場合に反論することが難しくなってしまいます．

■記載のポイント：患者さんから「ずきんずきんと痛む」，「しめつけられるような痛みがある」など，具体的な表現で痛みの訴えがあった場合には，その発言どおりに記載しましょう．

× 右肘に痛みあり　　○ 右肘に圧痛あり　疼痛スケール ○／○

解説 **■何が問題か**：×の記載例のような記載では，痛みの性状や程度が伝わらない記録になってしまいます．

■記載のポイント：痛みについては，その**性状**とともに**程度**を記載することも重要です．痛みの程度を記載するには，疼痛スケールなどを用いるとよいでしょう．

痛みの程度を具体的に記載することで，後日，患者さん側から，「胸がすごく痛いと伝えたのに，何も対応をしてもらえなかった」などと主張された場合にも，記録をもとに痛みの程度を示し，**「問題のない範囲の痛みであった」**など，より説得力をもって主張することができます．

（転倒事故発生後の患者さんの記録）

**× 著変なし　　○ BP 125/80，BT 36.2℃，P 80 回 / 分，
右側頭部に腫脹なし，頭痛なし，意識レベル清明**

解説 **■何が問題か**：患者さんに変わりがない場合に，「著変なし」「特変なし」と記載することがあります．しかし，この記載からは，「前回と見た目に変化がなかったこと」しか読みとることができず，看護師が何を観察してそのような判断に至ったのかがわかりません．

■記載のポイント：患者さんが転倒時に頭を打った場合の観察ポイントは，頭痛の有無，嘔気嘔吐の有無，意識レベル，視力障害の有無，外傷の有無などです．**単に「著変なし」と記載するのではなく，測定値や観察したポイントとその結果などを具体的に記載**しましょう．

なお，慢性期の患者さんなど病状が長く安定している場合も含め，すべての患者さんに詳細な記載をすることは現実的ではないかもしれません．実際はそれぞれの患者さんの状態に応じて，メリハリをつけた記録が求められます．

少なくとも言えることは，患者さんに何らかの異常が発生した場合，医療事故発生時や急性期，また急変時などには，「著変なし」ではなく，具体的な記録をする必要があるということです．

✕ **何度も**　　○ **○回**

解説 **■何が問題か**：×の記載例の「何度も」という記載では，実際の回数がわからないため，事後的に，その回数が多いのか少ないのかを判断することができません．

■記載のポイント：具体的な回数を記載しましょう．回数が多い場合には，「○時間に○回」というように書き方を工夫しましょう．

✕ **付き添いの必要性を説明し説得した**　　○ **○月○日，○○と説明した**
∫
△月△日，△△と説明した

解説 **■何が問題か**：たとえば，患者さんから看護ケアの提供を拒絶された場合，すぐに諦めるのではなく，看護ケアの提供を受ける必要性や受けない場合のリスクを患者さんに伝えるなど積極的に働きかける必要があります．この際の記録として，×の記載例のように単に「説明し説得をした」と記載するだけでは，実際どのような働きかけをしたのか，医療者側の具体的な対応が明らかになりません．

■記載のポイント：医療者側の働きかけを適切に記録に残すためには，説明をした内容や回数を具体的に記載する必要があります．説得したのであれば，繰り返し説明をしたことがわかるように１回ごとの説明を簡潔に記録に残します．

記録の負担を考えると，記録はなるべく減らしたいところです．しかし，拒絶などがあり，なかなか適切な看護の提供が難しい患者さんに対しては，一定程度手厚い記録をすることで，**医療者側が適切な対応をしたこと**を証明できるようにしておく必要があります．

✕ **医師が患者の家族に転倒事故の状況を説明した**　　○ **主治医○○が，本人，夫，長男に対し，転倒の経緯，処置の内容，現在の患者の状態，今後しばらく経過観察をすることなどを説明した**

解説 **■何が問題か**：医療者が患者さんに対して適切な説明を行い，同意を得ること（インフォームド・コンセント）はとても重要です．裁判例のなかには，医療者の説明義務違反が問題とされた事例が多くあります．×の記載例では，誰が，誰に対して説明を行ったのか，転倒事故に関して具体的にどのような内容を説明したのかがわかりません．

■記載のポイント：後々，**誰が誰に対して説明をしたか**，**誰の同意を得たか**などが明らかになるように，○の記載例のように，**説明の主体と客体，説明内容について具体的に記録に残しておきましょう．**

✕ 暴言がひどい

○ 患者から「こんな簡単なこともできないのか役立たず」との発言あり

解説 ■何が問題か：近年，患者さんやそのご家族から看護職など医療者に対する暴言・暴力行為が大きな問題となっています（■Column 13 参照）．このような院内暴力については，組織としての対応が欠かせませんが，その前提として，日々の暴言や暴力について記録に残しておくことが重要になります．

しかし，記録をする際に，単に「暴言」「暴力」と記載すると，後々，暴言・暴力の原因（疾病の影響の有無など）や，その行為が本当に暴言・暴力といえる行為なのかなどを検証することが困難になります．

■記載のポイント：医療現場において，看護師が患者さんやそのご家族から暴言，暴力などをうけることは多く，このような行為をどのように記録に残すかが問題となります．

この点，患者さんの暴言・暴力行為については，認知症やその他の精神疾患の初期症状の可能性があり，医療者間で共有する必要もありますので，その内容を看護記録などに記載することについては特に問題がないと考えます．

日々の暴言や暴力を記録する際は，単に「暴言」「暴力」などと記載するのではなく，実際の言動の内容を具体的に記載します．患者さんから，暴言などがあったこと自体を否定されたり，自身の言動を「暴言」「暴力」と表現されたとしてクレームにつながる場合もありますので，より具体的な記録を心がけましょう．

具体的な記載があれば，将来的に法的措置を検討する場合や，医師の応召義務を免れる「正当事由」として患者さんの暴言・暴行による信頼関係の喪失を主張するような場合にも役立ちます．

あわせて，×の記載例のように「～がひどい」といった主観的な記載は行わず，客観的な事実のみを記載しましょう．

5 必要な事実が簡潔に書かれている記録

看護記録には，必要な事実を簡潔に記載しましょう．患者さんに関する**データ**は，ある目的をもって収集・整理されることで**情報**としての価値を有します．看護職はこの情報を分析・評価し，看護実践に役立てます．何の目的もなく情報を収集し記録をしているようでは，記録量は膨大になり，時間もかかります．それだけでなく，**必要な情報を他者と共有することができず，医療事故につながるリスク**もあります．

1）事実を簡潔に記載するためのポイントと注意点

(1) 常に「何のための入院か」「今，何が問題となっているか」を考えて行動しましょう

簡潔に記載するためには，常に「何のための入院か」「今，何が問題となっているか」を考え，アウトカム（退院時に期待される成果）を明確にしましょう．そして，「その達成のために何を行ったのか」という視点で記録を書けば，自ずと行ったケアの根拠が明らかになり，何を記録すべきかも明確になります．

なお，記録は記述式でなければいけないという決まりはありませんので，記述式を減らし，フローシート（患者さんにとって不可欠な情報などを網羅していることが必須）に観察すべき項目をチェックする方式にするなど，効率性を高める工夫をしていただくのもよいと思います．

(2) 文章はなるべく短くしましょう

１つの文章にさまざまな情報が詰まった長い文章は，読み手にとって読みづらく，短時間で理解することが難しいものです．また，文章が長文になると，主語と述語が合わなくなり，「『誰が』『何を』したか」というとても大切な点を読みとることができなくなってしまうことがあります．

忙しい業務のなかでも，短時間で必要な情報が伝わるように，伝えたい事柄ごとに文章を区切るなどして，なるべく文章を短くするように心がけましょう．

Column 13 患者さんからの暴力・ハラスメントへの対応

「看護職等が受ける暴力・ハラスメントに対する実態調査と対応策検討に向けた研究」〔令和元年厚生労働科学特別研究事業；100 床以上の全医療機関 5,341 施設に郵送調査．このうち，941 施設より回答あり（回収率 17.6%）．200 床以下は 497 施設（52.9%）〕[1] によると，患者さんやその家族などの身体的暴力，精神的暴力，セクシャルハラスメントのいずれかの報告があった施設は，全体の 85.5%にものぼります（平成 30 年度）．

医療機関は，労働者の生命，身体などを危険から保護するように配慮する義務（安全配慮義務）を負っており，これらの暴力・ハラスメントへの対応は急務です．過去には，看護師が入院患者からの暴力により傷害を受けて休職した事例において，裁判所は，次のように判示しています（東京地方裁判所　平成 25 年 2 月 19 日判決）．

> ○○病棟においては，看護師がせん妄状態，認知症等により不穏な状態にある入院患者から暴行を受けることはごく日常的な事態であり，病院は，看護師が患者からこのような暴行を受け，傷害を負うことについて予見ができた．
> したがって，病院としては，そのような不穏な患者による暴力行為があり得ることを前提に，看護師全員に対し，ナースコールが鳴った際，（患者が看護師を呼んでいることのみを想定するのではなく，）看護師が患者から暴力を受けている可能性があるということをも念頭に置き，自己が担当する部屋からのナースコールでなかったとしても，直ちに応援に駆けつけることを周知徹底すべき注意義務を負っていたというべきである．

患者さんの暴力などに対しては，事前・発生時・事後と段階的に対策をすることが重要です．事前の対策としては，「暴言・暴力は絶対に許さない」という強い姿勢を示したうえで，マニュアルなどを作成することが重要です．発生時・事後の対策の際には，「個人ではなく組織として対応すること」「必要に応じて毅然とした法的対応を行うこと」「被害者のケアには柔軟に対応すること」を心がけていただければと思います．

6 時間の経過がわかる記録

看護記録は，時間の経過がわかるように記録しましょう．看護記録は時系列で書かれていることから，多くの訴訟の場において重要な証拠として扱われています．看護記録に正確な時刻の記載がないと，法的評価の基礎となる事実（事故当時に何が起こったか）の認定が不正確になるおそれがあります．

1）時間の経過がわかる記録を書くためのポイントと注意点

(1) 時間を正確に書きましょう

日々の記録において，時間を意識し，正しい時間を書きましょう．そのために，次のことを行いましょう．

① 業務開始時に自分の時計を基準となる時計の時間に合わせましょう

裁判例では，「救命処置が６分遅れた」，「医師の手術室到着が８分遅れた」，というように分単位での対応の遅れが問題となります．また，医療現場では，同時に複数の職種が同じ事柄について別々に記録をすること（医師がカルテに記載し，看護師が看護記録に記載するなど）があります．このような場合に時計の時間がずれていると，記録が不正確になったり，他の記録との不一致が生じてしまいます．定期的に自分の時計の時間を正確な時刻に合わせるようにしましょう．

② 医療機器の時計の時間も正しい時刻に設定しましょう

医療機器の時計の時刻が誤っていると，医療者が自身の時計をもとに作成した診療記録と医療機器から印字された記録との間に齟齬が生じ，裁判などで正しい時刻が認定されないことがあります．もちろん，医療者が医療機器の時計の時刻をもとに記録をすることもありますので，記録の正確性を担保するためにも，必ず正しい時刻に設定しましょう．

(2) サマリーのような記録はやめましょう

サマリーのような記録は厳禁です．このような記録では，いつどこで誰が何を行ったのかがまったくわかりません．また，本来記載すべき重要な事実が抜け落ちてしまう危険性があります．

通常時にサマリーのような記録を記載しないことはもちろんですが，特に，医療事故発生時や急変時には，事実の経過を詳細に記録に残すために**分単位での経時的な記録を行いましょう．**

7 正しく訂正・追記された記録

看護記録は正しく訂正・追記をしましょう．看護実践を正確に明示するため，看護記録に誤りや不足がある場合に訂正・追記を行うことはとても重要です．もっとも，医療事故発生時などになされた訂正・追記については裁判で問題とされることも多く，その**方法**や**タイミング**などについては慎重に行う必要があります．

1）記録を正しく訂正・追記するためのポイントと注意点

(1) 訂正や追記は正しい方法で行いましょう

訂正をする際には，**訂正前の内容・訂正者・訂正日時**がわかるようにしなければなりません．電子カルテの場合は，訂正の履歴としてすべての情報が残りますが，紙カルテの場合は正しい方法で訂正を行うように意識してください．具体的な訂正方法や追記時の注意点は次のとおりです．

- 訂正を行う際は訂正部分に２本線を引き，署名と日時を記載する
- 追記をする際は追記箇所を明確にしたうえで，追記者・追記日時がわかるように追記する
- 追記は，追記箇所に割り込んで行間や欄外に記載するのではなく，その時点でなされている記録の後ろに記載する
- 記録を書く時間がないなどの理由で，後から追記をすることを想定して空白の行を作ることは決してしない

(2) 訂正や追記は適切なタイミングで行いましょう

訂正・追記については，そのタイミングも重要です．たとえば医療事故が発生し，紛争などに発展した段階で記録の訂正・追記がなされた場合，裁判所はその信用性を否定することがあります．それは，紛争の段階に至るまでの間にいくらでも記録を訂正・追記するタイミングがあったにもかかわらず，紛争を知った段階で訂正・追記を行うことは不自然だと考えられるからです．特に，医療者に有利な訂正･追記がなされた場合には，自己保身のためと判断されてしまうこともあります．

そこで重要になるのが，**早いタイミングでの記録の見直し**です．特に，医療事故発生時や急変時などには，記録の誤りや抜け落ちが生じやすいこともあり，早いタイミングで記録を見直し，訂正･追記を行ってください．記録が複数ある場合には，不一致がないように訂正を行うことも重要です．

(3) 訂正と追記は正しく使い分けましょう

訂正と追記には次のような違いがあります[2)]．

- 訂正……誤りを正し改めること
- 追記……後から付け足して，本文の後に書き加えること

このように，本来，訂正とは「誤りを正すこと」のみを意味し，「内容を後から付け足すこと」は追記になります．皆さんもこの点を意識して，正しく訂正・追記を行うようにしましょう．

(4) 訂正と追記の回数は最小限に留めましょう

電子カルテでは，記載の履歴がすべて記録に残ります．**何度も訂正や追記が繰り返されている記録は，信用性が低下する危険性があります．**そのため，確定前に必ず記録を読み返し内容の確認を行うなど，慎重な記録を心がけ，訂正や追記の回数が最小限になるように努めましょう．

「わるい看護記録」７つのパターン

1 もれのある記録・書きっぱなしの記録

看護記録は，もれなく記載される必要があります．看護記録は，看護実践の一連の過程を記載するものです．しかし，看護記録のなかには，患者さんの訴えや症状の観察のみの記載にとどまるもの，観察，査定，計画立案までは適切に記載されているものの実施の記録がないものなどもみられます．また，実施の記録はあっても，Ｓ情報やＯ情報，アセスメントなどのケアの根拠となる部分の記載がない記録も問題となります．

看護師は看護記録を通じて情報を共有しますし，医療訴訟などにおいては，看護記録の内容などをもとに看護介入の有無や妥当性を判断しますので，もれのない記載が求められます．記録にないことは「やっていない」と判断されてしまう危険性がありますので気をつけましょう．

1）看護実践をもれなく記載するためのポイントと注意点

看護記録には，看護実践の一連の過程（観察，査定，計画立案，実行，評価）を明確に記載し，看護師の思考と行為の流れがわかるように記載する必要があります．計画を立案した場合には，必ず実施の記録も残し，それに対する患者さんの反応も記載しましょう．記録忘れを防ぐため，あらためて「**観察やケアを行ったら必ず記録に残す**」という意識をもってください．

(1) 巡視や体位変換，見守りなどの記録は抜けやすいため注意しましょう

計画を立案した場合には，実施の記録もする必要があります．巡視や体位変換などルーチンで行っていることや，誤嚥防止の見守りなど当然行っていることは記録から抜け落ちやすい傾向にあります．チェックリストを用いるなど，もれなく記録ができるように工夫しましょう．

(2) 医師から口頭などで指示を受けたら，指示内容も記録に残しましょう

たとえば，緊急時に医師から口頭で指示を受けた場合などに，その指示に対応した記録は残っていても，医師の指示内容の記録が残っていないことがあります．緊急時に医師から口頭指示などを受けた場合には，その内容を復唱して確認したうえで，必ず記録に残しましょう．

(3) 説明に対する患者さんやご家族の反応も記録しましょう

術前の説明に看護師が同席した場合などは，看護師は**医師からの説明内容に対する患者さんやご家族の反応**を記録します（p.137 の■ Column 12 参照）．説明に納得していたのか，どのような疑問や不安を抱えているかなどを記録に残して共有し，その後のケアに役立てましょう．

なお，インフォームド・コンセントとは，**十分な情報が与えられたうえでの同意**を意味します（p.134 の■ Column 11 参照）．医師からの説明に対する患者さんやご家族の反応についての記載は，この**同意の存在を証明するため**にも有用です．患者さんやご家族が「うなずきながら聞いていた」「『特に疑問点や質問はない』と答えた」などの記載を残すことで，本人や家族が説明を理解したうえで同意をしていたことがよくわかります．

2）実際の記載例をみてみましょう

看護実践がもれなく記載された記録とはどのようなものか，実際の記載例を通して確認していきましょう．

✕ 治療方針として，「5 分ラウンド～24 時間見守り」という記載のみ

○ 看護記録に，5 分ごとに訪室し観察した記録あり

解説 **■何が問題か**：裁判で問題となる記録の一つに，治療方針や計画は書かれているものの，肝心な実施の記載がない記録があります．計画があることは「実施したこと」の証明にはなりません．

■記載のポイント：治療方針や計画の記載だけでなく，必ず**「実施したこと」**を記録に残しましょう．このことは，病棟での取り決めなどについても同じです．たとえば，夜間の巡視や体位変換などについて，病棟で「○時間ごと」という取り決めがあったとしても，その取り決めの存在は，実施したことの証拠としては不十分です．実際に巡視や体位変換を行った場合にはそのことを記録に残しましょう．

2 他の記録と一致しない記録

医療現場では，多職種がそれぞれの視点から各自の記録を書くことがあり，しばしばその内容の不一致が問題となります．記録に不一致があると，裁判で看護記録が証拠として採用されなかったり，紛争の激化につながったりする危険性がありますので，注意しましょう（第3章 p.50～52 参照）．

1）記録の不一致を減らすためのポイントと注意点

(1) それぞれの職種が正確に記録を書きましょう

まずは，それぞれの職種が正確な記録を書くことが重要です．特に，時間や数値の不一致が問題となることが多くありますので，正確に記録に残しましょう．

(2) 医療事故発生時などは事実を確認したうえで記録をしましょう

医療事故発生時などは事実の認識が錯綜し混乱しやすい状況にありますので，初期対応にかかわった医師・看護師らが全員で相互に事実を確認する時間をとりましょう．そのうえで，各自が記録を行うことで，記録の不一致を減らすことが可能になります．

(3) 記載後に記録の見直しを行いましょう

記録の不一致を解消するため，記録の見直しを行いましょう．特に医療事故発生後の記録などについては，慎重に見直しを行い，不一致がないように努めましょう．

(4) 記録の重複を極力避けましょう

より根本的な対策として，記録を整理したり，役割を分担したりすることにより，記録の重複を減らす方法がありえます．一患者一記録といわれることもあるように，記載事項の重複を減らすことで，自ずと記録の不一致を減らすことができます．

3 わかりにくい記録

看護記録は，看護職間あるいは多職種間で，看護実践の内容を共有する重要なツールです．その記録の内容がわかりにくいと，正確な情報の共有ができずに適切な医療・看護の提供ができなかったり，ときには，それが医療事故につながる危険性があります．

さらに，後日，紛争や裁判などに発展した場合に正確な情報が伝わらず，医療者にとって不利な状況を引き起こしかねません．

1）わかりやすい記録を書くためのポイントと注意点

(1) 誤字脱字に注意しましょう

情報が正しく伝わるように誤字脱字に注意しましょう．電子カルテの場合，入力は簡単ですが，さまざまな誤変換（「食間」を「触感」，「血症」を「血漿」等々）がありますので注意しましょう．紙カルテの場合は，誤字のほか，誰もが読める文字で書くように心がけてください．

(2) 造語や自分だけの略語を記載しないようにしましょう

情報を正しく共有するためにも，勝手な造語を作ったり，自分にしかわからない略語を使ったりしてはいけません．略語を利用する場合には，あらかじめ院内の記載基準で定め，統一したものを利用しましょう．この際も，記録を他の医療機関などと共有することを念頭に，院内独自の略語を定めるのではなく，国による保険医療情報分野の標準規格や医学系学術団体の発行するガイドラインなどに掲載されている略語を利用するとよいでしょう[3)].

(3) あいまいな表現は避けましょう

あいまいな表現が用いられた記録では事実を適切に共有することができません．具体的な数値などを用いて明確に記載をしましょう．

2) 実際の記載例をみてみましょう

わかりやすく記載された記録とはどのようなものか，実際の記載例を通して確認していきましょう．

✕ 「体温　↑」「体温　↓」　　○ 「体温 39.0℃」「体温 34.9℃」

解説 **■何が問題か**：×の記載例のように矢印などで記載されていると，患者さんの状態を正確に把握できません．
■記載のポイント：矢印ではなく，具体的な数値を記載しましょう．

✕ 「数分で呼吸　↘」　　○ 「16:00　R ○回」「16:08　R ○回」

解説 **■何が問題か**：上記の記載例は，亡くなる直前の患者さんの呼吸状態を示したものですが，矢印を用いた記載では，患者さんの状態を正確に把握することができません．
■記載のポイント：矢印ではなく，具体的な数値を記載しましょう．また，臨床現場で多用される＋や－も，それらの記号を用いて伝えることができる情報は非常に限定的です．「痛み　＋」といった記載は避け，患者さんの言動や評価スケールなどを用いて痛みの性状や程度がわかるように記載しましょう．

✕ 「食欲　↑」　　○ 「食欲が出てきた．主食○割，副食○割摂取」

解説 **■何が問題か**：前述の例同様，矢印を用いた記載では，患者さんの状態を正確に把握することができません．
■記載のポイント：矢印を用いずに，具体的な患者さんの状況を記載しましょう．また，食事量などは重要な情報ですので，後から見た人に正確に伝わるように具体的な割合を記載する必要があります．食事量については，主食と副食の割合をそれぞれ「○／○」と記載する方法がありますが，医療機関や病棟によって，「主食／副食」の順に記載するか「副食／主食」の順に記載するか異なることがあります．必ずルールを統一したうえで記載しましょう．

✕ 意識レベルあまりよくない　　○ JCS Ⅱ -20

解説 **■何が問題か**：患者さんの意識障害の程度を評価しなければならない場面は多くあると思います．その際，×の記載例では，実際の患者さんの状況を他者と共有することができず，対処が遅れてしまう危険性があります．
■記載のポイント：意識障害を評価する際には，JCS（Japan Coma Scale），GCS（Glasgow Coma Scale）などのスケールを用いて評価し，その結果を記録に残すようにしましょう．本例と同様に，「顔色がよくない」といった記載も不適切な記録であり，「蒼白」「黄色」など顔色を具体的に記載しましょう．

✕ **出血量がとても多い**　　◯ **出血量　〇 mL**

解説 **■何が問題か**：×の記載例にある「とても」はあいまいな記載です．どの程度の量や度合いをもって「とても」と評価するかは人によって異なります．

■記載のポイント：あいまいな記載は避け，具体的な数値を記載しましょう．なお，数値を書く際には，必ず単位までしっかり記載しましょう．過去には，単位の記載がなかった，あるいは不十分であったことにより，誤って情報が共有されてしまった事例もあります（例：mL を「ミリ」とのみ記載したため，mg と誤解された，など）．

4 想像・憶測に基づく記録

看護記録は，専門職である看護師の思考と行為が記載されるものですので，単なる想像・憶測に基づく記載をしてはいけません．

過去には，患者さんのベッドからの転落を目撃していない看護師が，単に患者が病室に座り込んでいる様子を見ただけで，「患者がベッドから**転落した**」と報告や記録をしたために，転落について医療機関側の責任を問われた事例もあります．

1）想像・憶測に基づく記載をしないためのポイントと注意点

自分が体験した事実のみを記載しましょう．もちろん収集した情報をもとに適切なアセスメントを行い，その内容を記載することは問題ありません．アセスメントと単なる想像・憶測は異なりますので，しっかりと区別しましょう．

2）実際の記載例をみてみましょう

事実やアセスメントに基づいた記録と，想像・憶測に基づく記録の違いを，実際の記載例を通して確認していきましょう．

✕ **ベッドサイドに転倒している．ベッドに上がる途中で転倒したのではないか**　　◯ **巡視のために訪室すると，ベッドの右側足元に座り込んでいた**

解説 **■何が問題か**：転倒・転落現場を目撃していない場合，病室などの床に座り込んでいる患者さんがどのような経緯でその状況に至ったのかはわかりません．この場合に，看護師の勝手な憶測で「転倒している」「転落している」と記載することは，記録として不正確ですし，後々の紛争の火種になりかねません．

■記載のポイント：記録には自身が体験した事実のみをありのまま記載しましょう．上記の例で看護師が目撃したのは，「患者さんが病室のベッドの右側足元に座り込んでいる」状況です．記録には，この状況を正確に残すようにしましょう．

本例と同様に，チューブ類の自己抜去についても，患者さんが自身で抜くところを目撃していないにもかかわらず「自己抜去をしていた」と記載してしまうことがあります．この場合も，自身が体験した事実のみを記載することを心がけ，「抜けていた」といったように，憶測ではなく事実を記載しましょう．

✕ 痛みはなさそう　　○ ベッドに起き上がり家族と話しているが，特に痛みの訴えはない

解説 **■何が問題か**：×の記載例は，単に看護師の憶測が記載されたものであると判断され，事実と判断されない危険性があります．

■記載のポイント：○の例のように，実際に観察した患者さんの状況を記載しましょう．このような記載がなされていれば，事実として，患者さんが覚醒している状況でも痛みを訴えていなかったことが明らかになり，患者さんにその時点で痛みがなかったという事実が認定されやすくなります．

✕ 希死念慮　出てきている　　○「入院してから今が一番つらい」との発言あり

解説 **■何が問題か**：第3章（p.53）で紹介した事例です．事実は，患者さんが「入院してから今が一番つらい」と発言したということにとどまります．「希死念慮　出てきている」というのは患者さんの発言を聞いた看護師の憶測にすぎません．このように，憶測に基づく記載であっても，看護記録に記載した以上，その内容が事実だと判断されてしまう危険性があります．

■記載のポイント：憶測ではなく，実際に体験した事実を記載するように注意しましょう．

✕ 怒っているみたいだった　　○ 体調を尋ねたが，こちらに背を向けて座り，何も答えなかった

解説 **■何が問題か**：×の記載例は，単に看護師の憶測や感想を記載したものであり，患者さんの実際の状況がわかりません．

■記載のポイント：記録は単なる憶測ではなく事実を書くものです．また，看護師の行為やそれに対する患者さんの反応などは，もれなく記載する必要があります．○の記載例のように，看護師の問いかけやその問いかけに対する患者さんの様子を具体的に記載しましょう．

✕ 脱水の危険があるかもしれない　　○ ○月○日より下痢が続いている

解説 **■何が問題か**：×の記載例では，患者さんや家族から，「その時点で危険を予測したのだから，対策をとるべきであった」と主張されたり，裁判所もそのように判断し対処の遅れを指摘されてしまったりする危険性があります．

■記載のポイント：適切にアセスメントをした結果を記載することは問題ありませんが，単なる憶測で記載をしてはいけません．実際の裁判例でも，少し内容は異なりますが，看護師が「脱水の影響心配」と記載したために，患者さん側から「患者が脱水症状に陥っていた」という主張がなされた事例があります．この事例で裁判所は，「脱水の影響心配」との記載は，「患者に下痢が持続していたことから，看護師において**患者の脱水を懸念して注意を払っていたこと**を示す記載であり，患者が脱水症状に陥っていたことの根拠となるものではない」と判断し，医療機関側の過失を否定しました．しかしながら，このような記載が不適切であることは明らかですので，憶測に基づいた記載はしないように注意しましょう．

5 不適切な表現のある記録

言うまでもなく，看護職には高い倫理観が求められており，対象となる人の尊厳や権利を尊重し，常に温かな人間的配慮をもって接することが求められています[4]．看護記録を記載する際も，この高い倫理観を背景に適切な表現を心がけなければなりません．

近年は記録の開示が進み，看護職の書いた記録を患者さんが目にする機会が増えています．開示されても問題がない記録を心がけましょう．

1) 不適切な表現での記載を避けるためのポイントと注意点

患者さんの性格や態度について，否定的な表現をすることは避けましょう．このような記載は，後々患者さんの不信感につながったり，関係悪化や紛争激化をまねく危険性があります．患者さんの性格や態度を記載する必要がある場合には，**患者さんの言動を直接引用して記載する**など，記載方法を工夫しましょう．

医療者間においても，他者を批判したり，相手に責任を押しつけるような記載をしてはいけません．このような記載は記録として不要であるだけでなく，本来，チームで協働すべき医療者間の人間関係を破壊してしまいます．

その他，感情的表現や単なる反省文・後悔などの記載もしてはいけません．このような記載は，場合によっては医療者の過失の有無の判断に影響を与えてしまうことになります．看護記録を記載する際は，感情的にならず，淡々と事実を記載することを心がけましょう．

2) 実際の記載例をみてみましょう

不適切な表現を避けるために，どのような点に注意すべきかについて，実際の記載例を通して確認していきましょう．

✕ 頑固　　**○「妻からよく頑固なところがあると言われる」と話される**

解説 **■何が問題か**：×の記載例のように，患者さんの性格について「頑固」などと記載してしまうと，患者さんが記録を見た時に，「自分の性格についてひどいことを記載された」などと感じ，関係悪化の原因となってしまう危険性があります．

■記載のポイント：患者さんの性格や態度を記載する場合には，ありのままの事実を記載しましょう．

×の記載例の「頑固」のほか，「気難しい」「不機嫌」など否定的な意味合いのある表現には特に注意が必要です．

もっとも，医療者間で患者さんや家族の性格や態度などを共有する必要がある場合もあります．この際の記載のコツとしては，**患者さんや家族の言動を直接引用して記載すること**です．○の記載例のように，患者さんの発言をそのまま引用して「」で記載したり，家族の発言を引用したりして記載するとよいでしょう．

× しつこい

○ （ベッド上安静の患者から）「トイレに行ってよいか」と4，5回聞かれ，毎回，ベッド上安静の必要性を説明したが，再びトイレに行ってよいか聞かれた

解説 ■何が問題か：「しつこい」といった記載は，患者さんの性格・言動などに対する否定的な表現であり，適切な表現ではありません．

■記載のポイント：何度も同じことを繰り返し聞くといった患者さんの言動は，病気の症状把握や患者さんへの対応の検討などのために医療者間で共有する必要がある場合もあります．この際は，○の記載例のように患者さんの言動を直接引用して記載するようにしましょう．

× 何度言っても理解がわるい

○ トイレへの付き添いの必要性について○回説明をしたが，一人でトイレに行っている

解説 ■何が問題か：「理解がわるい」や「理解度低め」など，否定的な表現を用いてはいけません．

■記載のポイント：インフォームド・コンセントなどの場面で，患者さんの理解度などを医療者間で共有することはとても重要です．上記の具体例のように何度説明をしてもなかなか理解が得られない場面であっても，否定的な表現は用いず，説明に対する患者さんの発言やその後の患者さんの行動などを具体的に記載するようにしましょう．

× 絶食中に勝手にお菓子を食べていた

○ 絶食の必要性について説明したが，夕方，訪室すると，チョコレートを食べていた

解説 ■何が問題か：×の記載例の「勝手に」という言葉には，自分の思いどおり行動することや，わがままにふるまうことなどの意味合いがあり，否定的な表現です．

■記載のポイント：絶食の指示があった患者さんが食べ物を摂取していた場合には，確かにそのことを記録に残す必要がありますが，「勝手に」などの不適切な表現はせず，患者さんの言動の事実を記載しましょう．

× 当直医に連絡したが，すぐに来てくれず困った

○ 1:00 当直医○○に診察を依頼．患者処置中とのこと
2:00 当直医○○が診察

解説 ■何が問題か：記録は事実を書くものであり，看護師の単なる思いや感情を書くものではありません．×の記載例のように他者を批判するような記載をすると，まるでその「他者」に過失があるかのような印象を与え，それが法的責任の追及につながってしまう危険性があります．

■記載のポイント：他者批判や感情的表現は避け，事実のみを記載しましょう．上記の記載例のような事例において，仮に後々医師の対応の遅れを指摘されるようなことがあった場合にも，○の例で示した記載をすることにより，医師ができるかぎりの対応をしたことが明らかになります．

✕ **早めに医師に報告すればよかった**

解説 **■何が問題か**：このような反省の言葉を看護記録に記載することによって，患者さんや裁判所など第三者から，それが看護師の法的な義務であるかのように受け取られ，過失があると判断されてしまう危険性があります．

■記載のポイント：記録は事実を書くものです．×の記載例のように，単なる後悔や反省文を記載することはやめましょう．

6 記録者が見ていない事実について書かれている記録

看護職は，専門職として患者さんの状態を観察したうえで記録をする必要があります．しかしながら，ときに，交代した看護師から聞いた内容を自身が行ったように記載してしまうことがあります．見ていない事実について記載すると，記録が不十分になったり，不正確になったりして，記録の信用性が下がってしまう危険性があります．

1）自分が経験した事実のみを記録するためのポイントと注意点

「人から聞いたこと」と「自分が観察したこと」を峻別しましょう．実際の記録には，自分が観察した内容を具体的かつ詳細に記載しましょう．

7 これから行う処置やケアについて書かれている記録

看護記録は，ケアを行った時の認識と行動の記録です．過去には，入院中の患者さんが自殺をした事例において，巡回の際に異常がなかったことを確認した旨の記載が，患者さんの死亡後までなされていたことが問題となった裁判例があります．このように，未実施の業務について先回りして記載されていると，「ずさんな記録はずさんな実務を象徴するもの」との認識から，巡回の実施自体を疑われてしまう危険性がありますので注意が必要です．

1）適切な記録を行うためのポイントと注意点

いつもどおりの経過が想定される場合であっても，必ず，**処置やケアを行った後に記載を行う**ことを徹底しましょう．今後予定されている検査などについて記載することは問題ありませんが，予定されている検査・処置などの記録と，実際に行った内容の記録とを明確に区別できる方法で記載しましょう．

2 医療事故発生時の記録のポイント

医療事故発生時も，通常時と記録すべき内容が異なるわけではありませんが，事故時の状況や医療者の対応などがより明確になるように，記載すべきことをしっかり意識して記録を行いましょう．また，記録の改ざんや隠ぺいを行わないことはもちろんですが，それらを疑われる記録とならないように気をつけましょう．

医療事故発生時に記録すべき内容

医療事故発生時に記録すべき内容を**表5-1**に示します．記録は，事態が落ち着いた段階で，必ず医療安全管理者などが**見直し**を行い，**表5-1**の項目を参考に，重要な記載が抜けていないか，誤った記載がなされていないかを確認しましょう．不備があった場合には，訂正・修正や追記（以下,「訂正や追記」とします）を行います．記録間に不一致がある場合も同様です．

表5-1　医療事故発生時に記載すべきおもな内容

- 患者さんの発言
- 患者さんの状況・観察した内容
- 測定値，検査結果
- 処置・ケアの内容
- 医師などへの報告
- 家族への連絡などの対応
- 患者さん・家族への説明の実施とその内容（説明に対する反応も）　など

訂正や追記は，改ざんなどが疑われることのないように，**院内の記録の記載基準などで定めた方法**で行います．当然のことながら，修正液などを用いてはいけません．また，実際に記録の訂正や追記を行うのは，**記録をした本人**です．間違っても医療安全管理者などが行ってはいけません．仮に，何らかの事情で本人が記載することができない場合には，その事情も併せて記録に残しましょう（例：「○月○日，○×から聞き取って記載．本人退職のため」など）．

訂正や追記を行うタイミングも重要です．紛争などが発生してから行うと，それが仮に正しい訂正や追記であったとしても，「医療者に有利なように書き換えたのではないか」という疑いをもたれてしまいます．そのため，患者さんから何らかの指摘を受けたり，紛争に発展したりする前の段階で見直しを行い，必要であれば訂正や追記を行いましょう．

医療事故発生時の記録の記載方法とポイント

医療事故発生時の記録の記載方法を**表 5-2** に示します．記録時のポイントは以下のとおりです．

1 初期対応にかかわった医師・看護師ら全員で事実を確認する時間を設けましょう

医療事故発生時は，事実の認識が錯綜し混乱しやすい状況にあります．そのため，事故発生後は記載を行う前に，必ず初期対応にかかわった医師・看護師らで相互に事実を確認する時間をとるようにしましょう．この作業を丁寧に行うことにより，記録を正確に記載することができ，記録間の不一致も防ぐことができます．

2 事故前の患者さんの状態や反応を記録に残しましょう

事故前の患者さんの状態や反応を記録に残すことは重要です．通常，事故の発生は事前に予測できませんので，事故発生前の訪室などの記録がないことがあります．このような場合は，たとえ時間が経過してしまっても，異常がなかった最後の時点の記録を追記するようにしましょう．

3 事故発生時の状況は詳細に記録に残しましょう

たとえば，ベッドなどからの転落事故の場合，事故発生時のベッド柵の状態が重要な情報の一つとなりますが，この点が看護記録に記載されていないことがあります．

事故時の状況を詳細に記録に残すことは，その後の過失の有無の判断や事故原因の分析・再発防止策の検討などに役立ちます．日頃から，医療事故発生時の記録をシミュレーションするなどして，いざという時に慌てずに記録ができるようにしておきましょう．

4 異常がない場合も必ず記録に残しましょう

繰り返しになりますが，少なくとも医療事故発生時には，事故後に患者さんを観察し，異常がなかった場合にも，そのように判断した根拠（観察したポイントとその結果など）を具体的に記録に残しましょう．

5 事故歴のある患者さんには再発防止のための説明・指導を行い，記録に残しましょう

再発防止対策として，適切な説明を行うことは非常に重要です．事故歴がある患者さんについては，事故歴がない患者さんよりも危険な結果の発生の予見可能性が高まることもあり，看護職は高い注意義務を求められます．

しっかりと再発防止のための指導などを行い，看護師としての義務を果たしたうえで，そのことを記録に残しましょう．

表 5-2　医療事故発生時の記録の記載方法

① 初期対応が終了次第，速やかに記載を始める
② 記録は分単位の**経時的な記録**に切り替える
③ 事実を**正確**に記載する
④ 事実を**客観的**に記載する
- 想像，憶測に基づく記載を行わない
  - ✕「○○だと思われる」
  - ✕ 転倒を目撃していない場合に，「転倒したのではないか」など
- 評価やあいまいな表現も厳禁
  - ✕「異常なし」「著変なし」「少量・中等量」「多量」など
  - ✕「とても」「何回も」「上手に」など

⑤ 患者さん・家族への説明時の記録ではやりとりも記載する
- 説明の主体，客体，説明内容を明確にする
- 説明に対する患者さん・家族の発言・反応も記載する
- 説明後に，説明者・患者さんともに署名を行う
- 医師が説明した内容は，原則として医師が記載する．同席した看護師は，医師とのやりとりや家族の質問をメモし，医師に情報提供する

⑥ 処置・ケアなどを実施次第，**速やかに記載**する
⑦ 初期対応が一段落しても，患者さんの状態が安定するまで経時的な記録を続ける

Column 14　医療事故発生時の謝罪

以前は「医療事故発生時には謝罪をしてはいけない」といわれていた時代もあるようです．しかしながら，患者さんから「あの時に謝罪さえあれば……」と言われる事例も多くあります．

現在は，謝罪をしても問題はなく，当然，そのことが法的責任を認めることにはつながらないといわれています．医療事故に直面した医療者の多くも「医療事故が発生したことを詫びたい」という気持ちをもっていますので，その気持ちのまま行動してよいと考えます．

ただ一点，注意していただきたいのは，医療事故の原因や医療者の過失の有無などが明らかになっていない段階において，「私たちにミスがあった」などと伝えてしまうと，後々調査が進んだ際にその見解をひるがえすことで，患者さんとの関係が悪化してしまう危険性があります．そこで，まだ過失の有無などが明らかになっていない段階で謝罪をする場合には，医療事故が発生したという結果に対して謝罪をするようにしてください．皆さんの医療機関で事故が起きたことは事実ですので，原因については言及せず，その点についてのみ謝罪するということです．

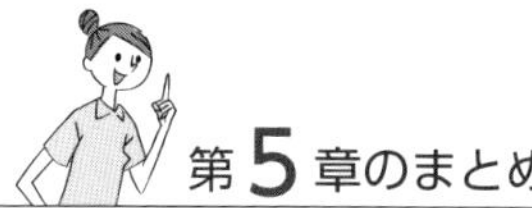

第5章のまとめ

本章では，本書全体のおさらいとして，どのような記録がよい記録か，わるい記録かをいくつかのポイントをあげてみてきました．また，医療事故発生時の記録のポイントについても整理しました．
皆さんには，ぜひこれらの内容を自施設の看護記録の記載基準などの見直しに役立てていただきたいと考えています．
看護記録の記載基準は，記載の際のルールです．ルールを統一すれば，看護記録は標準化され，記録の質の向上や記録量の削減につながります．すなわち，適切な記載基準の作成は，よりよい看護記録の第一歩となります．
記録に関する皆さんの負担を軽減するためにも，本章を参考に適切な記載基準を作成するとともに，研修などを通じた記載基準の周知徹底に努めていただければと思います．

次ページに，第５章でご紹介した看護記録作成時のポイントを「チェックリスト」としてまとめました．ご自身の看護記録の確認や，看護記録の記載基準作成時の参考としてご活用ください．

文献

1）三木明子（研究代表者）：看護職等が受ける暴力・ハラスメントに対する実態調査と対応策検討に向けた研究 令和元年度 総括研究報告書．厚生労働行政推進調査事業費補助金厚生労働科学特別研究事業．2020.
2）新村　出 編：広辞苑　第５版（電子辞書）．岩波書店，1998.
3）日本看護協会：看護記録に関する指針．p.4，日本看護協会，2018.
4）日本看護協会：看護職の倫理綱領．p.2，日本看護協会，2021.

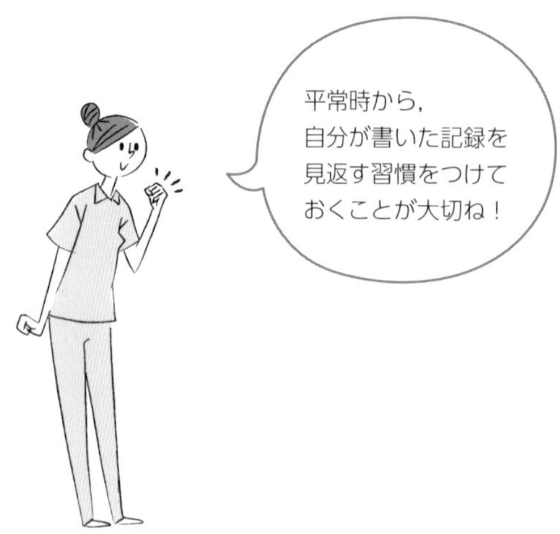
平常時から，
自分が書いた記録を
見返す習慣をつけて
おくことが大切ね！

看護記録チェックリスト

（詳細は p.140 ～ 158 参照）

□ 適時（できるだけ早い時点）に記録しましたか

□ 事実を正確に記録しましたか

□ 事実を客観的に記録しましたか

□ 事実を具体的に記録しましたか

□ 必要な事実を簡潔に記録しましたか

□ 時間の経過がわかる記録になっていますか

□（訂正・追記が必要な場合）正しく訂正・追記しましたか

□ もれのある記録・書きっぱなしの記録になっていませんか

□ 他の記録と一致していますか

□ わかりにくい記録になっていませんか

□ 想像・憶測に基づく記録になっていませんか

□ 不適切な表現はありませんか

□ あなたが見ていない事実について書いていませんか

□ これから行う処置やケアについて書いていませんか

医療事故発生時の看護記録チェックリスト

医療事故発生時には上記のチェック項目に加え，
以下の項目についてもチェックしましょう．

（詳細は p.159 ～ 162 参照）

□ 初期対応にかかわった医師・看護師ら全員で事実を確認しましたか

□ 事故前の患者さんの状態や反応を記録に残しましたか

□ 事故発生時の状況を詳細に記録に残しましたか

□ 事故後の患者さんに異常がない場合，そのことを記録に残しましたか

□ 事故歴のある患者さんには事故の再発防止のための説明を行い，
そのことを記録に残しましたか

場面別 看護ケア・看護記録のポイント 早見表

「第４章　裁判例から考える　適切な看護ケアと看護記録」で紹介した，適切な看護ケアと看護記録のポイントを一覧にまとめました．患者さんによりよい看護を提供するために，また，紛争や事故の予防・対策のためにぜひご活用ください．

場面		看護ケア・看護記録のポイント	頁
転倒	看護ケア	患者さんの状態を適切にアセスメントしましょう	61
		適切な転倒防止対策をとりましょう	61
		転倒歴がある患者さんには特に注意しましょう	62
		消極的意思（拒絶）のある患者さんには意を尽くして説得をしましょう	65
		適切な見守り（監視）を行いましょう	68
		状況に応じて，見守り（監視）以外の対策も行いましょう	69
	看護記録	報告や記録の際には「事実」を「正確に」を心がけましょう	62
		「説得したこと」を記録に残しましょう	65
		発見時の状況を具体的かつ詳細に記録に残しましょう	69
転落	看護ケア	ベッド柵が立てられているかどうかを必ず確認しましょう	73
		ベッド柵を設置してもなお事故が起きる可能性があるか，具体的に検討しましょう	73
		アセスメントシートやマニュアルなどを上手に活用しましょう	78
		アセスメントシートやチェックリストは必要に応じて更新し，つねに適切な内容に保ちましょう	78
		アセスメントシートやチェックリストの内容を職員に周知徹底しましょう	78
	看護記録	異常がなかった最後の時点の記録を残しましょう	73
		追記を行う場合は適切な方法で記載しましょう	73
		事故発生時の状況などは詳細に記録に残しましょう	79
		チェックリストと看護記録の不一致がないようにしましょう	79
		事故発生時は，異常がない場合も記録に残しましょう	80
身体抑制	看護ケア	身体抑制を行う際には少なくとも「切迫性・非代替性・一時性」の確認をしましょう	85
		患者さんやご家族への説明は適切に行いましょう	85
		身体抑制の実施の判断は慎重に行いましょう	89
		身体抑制のアセスメントシートやチェックリストを活用しましょう	89
	看護記録	身体抑制の３要件を満たすと判断した根拠となる事実を記録に残しましょう	86
		身体抑制についての説明を行った場合は必ず記録に残しましょう	86
		身体抑制の実施の判断過程を記録に残しましょう	89
褥瘡	看護ケア	適切な褥瘡対策を行いましょう	93
		治療に必要な措置についてはしっかりと患者さんとご家族に説明し，理解を得ましょう	94
		看護計画を立案し，適切な体位変換を行いましょう	97
		２時間ごとの体位変換を行わない場合には，その合理的な理由を説明できるようにしましょう	98
		患者さんの状況に応じて，看護計画の追加・修正を行いましょう	100
		看護計画を立案したら，そのとおりに行いましょう	101

褥瘡	看護記録	ケアを行ったら必ず記録に残しましょう	94
		ガイドラインなどで推奨される方法で行わない場合は，その合理的な理由や説明を記録に残しましょう	98
		看護計画を立案するとともに，実施したことを記録に残しましょう	101
誤嚥	看護ケア	患者さんの状態を適切にアセスメントし，誤嚥リスクを把握しましょう	104
		適切な誤嚥防止対策をとりましょう	105
		見守りのために十分な人員を配置しましょう	105
		患者さんの希望に沿って食事を提供する際も誤嚥を防ぐ工夫をしましょう	105
		意識障害などのある患者さんには適切な食事提供と見守りを行いましょう	110
		食べ物の種類や性状，形態に注意しましょう	110
	看護記録	看護記録の修正や追記は適切に行いましょう	106
		見守りを実施した記録を残しましょう	110
注射	看護ケア	不適切な部位に注射針を刺入しないように注意しましょう	115
		静脈注射を行う際の注意点を理解して実施しましょう	115
		静脈注射は適切な技術を身につけた者が行いましょう	122
		刺入時の患者さんの反応を見落とさず，適切に対応しましょう	122
		必要時には医師に報告をしましょう	123
		刺入後も患者さんの観察を続けましょう	123
	看護記録	患者さんに異常時についての説明を行い，そのことを記録に残しましょう	116
		静脈注射に関するマニュアルなどに，事故発生時の対応も記載しましょう	116
		患者さんの訴えとその後の対応は適切に記録に残しましょう	123
術後の経過観察	看護ケア	術後の観察ポイントを適切に把握しましょう	126
		患者さんに異常を感じた場合には必ず医師に報告しましょう	126
		医師から具体的な指示がない場合には，指示内容を確認しましょう	129
		看護師の能力を適切に評価し，よりよい指示のあり方を検討しましょう	129
	看護記録	急変時に医師がすぐに対応できない場合には，医師への連絡・報告を行った日時や内容も記録しておきましょう	126
		術後の経過観察の結果は確実に記録に残しましょう	129
アラームへの対応	看護ケア	アラームが鳴ったら必ずモニターを確認しましょう	133
		モニター機器を定期的に点検しましょう	133
看護師の説明義務違反	看護ケア	患者さんの状況に応じたわかりやすい説明を心がけましょう	137
		入浴に関する業務基準やマニュアルを作成しましょう	138
	看護記録	説明をしたら，説明内容や説明に対する患者さんの反応などを記録に残しましょう	138

索引

【著者略歴】

友納理緒（とものう りお）

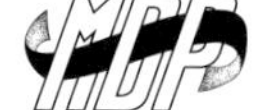

2003 年　東京医科歯科大学医学部保健衛生学科卒業（看護師, 保健師免許取得）
2005 年　東京医科歯科大学大学院保健衛生学研究科博士前期課程修了
医療現場を経験するなかで, 医療事故が発生した時に医療者の力になりたいと考え, 弁護士を志し, 早稲田大学大学院法務研究科に進学.
2008 年　早稲田大学大学院法務研究科修了
2011 年　弁護士登録（第二東京弁護士会）
2014 年　土肥法律事務所設立. 衆議院議員政策担当秘書に就任（2016 年まで）
2015 年　公益社団法人日本看護科学学会研究倫理審査委員会委員に就任
2019 年　一般社団法人日本看護学校協議会共済会顧問弁護士に就任
2020 年　公益社団法人日本看護協会参与に就任

著書

『スッキリ, ナットク介護記録の減らし方』（共著）中央法規出版
『業界別・場面別　役員が知っておきたい法的責任－役員責任追及訴訟に学ぶ現場対応策－』（共著）経済法令研究会
『経済刑事裁判例に学ぶ　不正予防・対応策－法的・会計的視点から－』（共著）経済法令研究会
『医療安全　患者を護る看護プロフェッショナル』（共著）医歯薬出版
『看護学原論 改訂第 3 版』（共著）南江堂, 他

裁判例から学ぶ 看護ケアと看護記録
看護師から弁護士になった私が
もっと早く知っておきたかったこと　ISBN978-4-263-23761-8

2022 年 1 月 10 日　第 1 版第 1 刷発行

著　者　友　納　理　緒
発行者　白　石　泰　夫
発行所　**医歯薬出版株式会社**

〒113-8612　東京都文京区本駒込 1-7-10
TEL.（03）5395-7618（編集）・7616（販売）
FAX.（03）5395-7609（編集）・8563（販売）
https://www.ishiyaku.co.jp/
郵便振替番号　00190-5-13816

乱丁, 落丁の際はお取り替えいたします.　印刷・壮光舎印刷／製本・皆川製本所